TMS EMS

TEXT VERSTÄNDNIS ÜBUNGSBUCH

6. AUFLAGE

46 ORIGINALGETREUE ÜBUNGSTEXTE ZU EMS & TMS RELEVANTEN THEMEN • 276 ÜBUNGSAUFGABEN • EFFIZIENTE LÖSUNGSSTRATEGIEN • BEWÄHRTE TIPPS & TRICKS • LÖSUNGEN ZU ALLEN AUFGABEN • EXAKTE ANALYSE DER ORIGINALAUFGABEN • AUSFÜHRLICHE ERKLÄRUNGEN ZU TYPISCHEN FEHLERQUELLEN • DETAILLIERTER TRAININGSPLAN

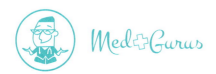

Zuschriften, Lob und Kritik bitte an:

MedGurus® Verlag
Am Bahnhof 1
74670 Forchtenberg
Deutschland

Email: buecher@medgurus.de

Bibliografische Information der Deutschen Nationalbibliothek

Die Deutsche Nationalbibliothek verzeichnet diese Publikation in der Deutschen Nationalbibliografie. Detaillierte bibliografische Daten sind im Internet über http://dnb.dnb.de abrufbar.

Alle Rechte vorbehalten
© by MedGurus® Verlag · Hetzel, Lechner, Pfeiffer GbR, Forchtenberg

1. Auflage Februar 2012	Umschlaggestaltung:	Studio Grau, Berlin
2. Auflage Januar 2013	Layout & Satz:	Studio Grau, Berlin
3. Auflage Februar 2014	Lektorat:	Marina Essig
4. Auflage November 2014	Druck & Bindung:	Schaltungsdienst Lange oHG, Berlin
5. Auflage Dezember 2015		
5. Aktualisierte Auflage November 2016		
5. Aktualisierte Auflage November 2017		
6. Auflage Oktober 2018		
6. Aktualisierte Auflage Oktober 2019		

Das Werk einschließlich aller seiner Teile ist urheberrechtlich geschützt. Jede Verwertung außerhalb der engen Grenzen des Urheberrechtsgesetzes ist ohne Zustimmung des Verlages unzulässig und strafbar. Das gilt insbesondere für Vervielfältigungen, Übersetzungen, Mikroverfilmungen und die Einspeicherung und Verarbeitung in elektronischen Systemen.

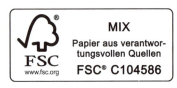

Printed in Germany
ISBN: 978-3-950333-20-6

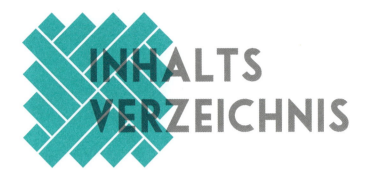

INHALTSVERZEICHNIS

1. EINLEITUNG — 7

1. ALLGEMEINES UND AUFBAU — 8
2. AUFBAU DER ÜBUNGSAUFGABEN — 8
3. BEARBEITUNG DER ÜBUNGSAUFGABEN — 9
4. ERLAUBTE HILFSMITTEL — 9
5. BEARBEITUNGSSTRATEGIE — 9
6. HILFE-CHAT — 14
7. NEUIGKEITEN ZUM TMS — 14
8. UNI RANKING - DEINE STUDIENPLATZCHANCE — 14

2. ÜBUNGSAUFGABEN — 15

1. DER ZELLZYKLUS — 16
2. DIE NIERE - FUNKTION — 19
3. DIE LUNGE - ANATOMIE — 22
4. DAS HERZ - ANATOMIE — 25
5. DIE LEBER - ANATOMIE — 28
6. DIE MILZ — 31
7. DIE SCHILDDRÜSE — 34
8. DER THYMUS — 37
9. PROKARYOTEN VS. EUKARYOTEN — 40
10. DAS HERZ - FUNKTION — 43
11. DIE LUNGE - FUNKTION — 46
12. DAS PANKREAS - FUNKTION — 49
13. INSULIN — 52
14. DAS RÜCKENMARK - ANATOMIE — 55
15. DAS RÜCKENMARK - FEINBAU — 58
16. DER HODEN — 61
17. DIE NIERE - ANATOMIE — 64
18. DAS RAA-SYSTEM — 67
19. DIE CALCIUM-HOMOÖSTASE — 70
20. DAS PANKREAS - ANATOMIE — 73
21. DIE NEBENNIEREN — 76
22. DIE SCHILDDRÜSENHORMONE — 79
23. DER WEIBLICHE ZYKLUS — 82
24. DIE DNA-REPLIKATION — 85
25. DAS EXTRAPYRAMIDALMOTORISCHE SYSTEM — 88
26. DAS HERZ-KREISLAUF-SYSTEM — 91
27. DIE HYPOPHYSE — 94
28. KATECHOLAMINE — 97
29. DIE BLUTGRUPPEN — 100
30. ANDROGENE — 103
31. DIE REGULATION DES KÖRPERGEWICHTS — 106
32. DAS VEGETATIVE NERVENSYSTEM — 109
33. DAS BLUTGERINNUNGSSYSTEM — 112
34. DIE MUSKULÄRE ERREGUNG — 115
35. ATEMREGULATION — 118
36. SOMATOTROPIN — 121

ÜBUNGSAUFGABEN

37.	NO-SYNTHASE	124
38.	DAS MENSCHLICHE AUGE	127
39.	STEROIDHORMONE	130
40.	DAS VEGETATIVE NERVENSYSTEM II	133
41.	MENSCHLICHE WACHSTUMSHORMONE	136
42.	METHÄMOGLOBIN UND ATEMREGULATION	139
43.	GEHIRN	142
44.	FETTSTOFFWECHSEL	145
45.	EISENSTOFFWECHSEL	148
46.	NATRIUMREGULATION DES KÖRPERS	151

3 LÖSUNGEN 155

1.	LÖSUNGEN	156
2.	ANTWORTBOGEN ZUM KOPIEREN	159

4 AUSWERTUNGSBOGEN UND LERNPLAN 161

1.	AUSWERTUNGSBOGEN	162
2.	LERNPLAN	164

5 BUCHEMPFEHLUNGEN, E-LEARNING UND SEMINARE 165

1.	ÜBUNGSMATERIAL ZU DEN EINZELNEN UNTERTESTS	167
2.	E-LEARNING	169
3.	VORBEREITUNGSSEMINARE	170

6 LITERATURVERZEICHNIS 171

VORWORT

Hinter dem MedGurus® Verlag steht eine Initiative von approbierten Ärzten und Medizin-studenten, die es sich zur Aufgabe gemacht haben Medizininteressierten zu ihrem Studien-platz zu verhelfen. Es ist unser Anliegen Chancengleichheit bei der Vorbereitung auf den Medizinertest herzustellen und keine Selektion durch überteuerte Vorbereitungskurse und -materialien zu betreiben. Wir haben daher in den vergangenen Jahren viel Zeit und Herz-blut in die Erstellung von Seminaren, Büchern und unserer E-Learning-Plattform investiert. Inzwischen können wir dieses Vorbereitungsangebot für den TMS, EMS, MedAT und Ham-Nat zu studentisch fairen Preisen anbieten. Wir hoffen, dass wir Dir damit den Weg ins Me-dizinstudium ebnen können, so wie uns das schon bei einer Vielzahl Medizinstudenten vor Dir erfolgreich gelungen ist.

Das Konzept unserer Buchreihe für den TMS & EMS ist simpel:
* Der Leitfaden und der Mathe-Leitfaden für den TMS & EMS erklären Dir anhand von verständlichen Beispielen die Lösungsstrategien zu den einzelnen Untertests des TMS & EMS.
* Mit unseren Übungsbüchern hast Du die Möglichkeit anhand der zahlreichen Übungsaufgaben, zu den jeweiligen Untertests, die beschriebenen Lösungs-strategien einzustudieren.
* Mit unserer TMS Simulation kannst Du zum Abschluss Deiner Vorbereitung Deine Fähigkeiten realistisch überprüfen.

Unsere TMS & EMS Buchreihe wird dabei jedes Jahr auf den neuesten Stand gebracht und an die aktuellen Änderungen im TMS & EMS angepasst.

Auf Dein Feedback zu unseren Büchern freuen wir uns. Für konstruktive Kritik haben wir immer ein offenes Ohr und setzen Deine Wünsche, Anregungen und Verbesserungsvor-schläge gerne um. Du erreichst uns unter buecher@medgurus.de oder auf Facebook unter www.facebook.com/medgurus. Hier veröffentlichen wir auch regelmäßig Neuigkeiten zu den Medizinertests.

Im Übrigen werden fünf Prozent der Gewinne des MedGurus® Verlages für karitative Zwe-cke gespendet. Detaillierte Informationen zu unseren geförderten Projekten findest Du auf unserer Homepage www.medgurus.de.

Jetzt wünschen wir Dir viel Spaß bei der Bearbeitung dieses Buches, eisernes Durchhalte-vermögen bei der Vorbereitung und nicht zuletzt viel Erfolg im Medizinertest!

Dein Autorenteam
Alexander Hetzel, Constantin Lechner und Anselm Pfeiffer

DANKE!
Wenn Du der Meinung bist, dass Dir dieses Buch helfen konnte, dann bewerte es bitte auf **Amazon.de** oder auf unserer Homepage **www.medgurus.de**.

EINLEITUNG

1.	ALLGEMEINES UND AUFBAU	8
2.	AUFBAU DER ÜBUNGSAUFGABEN	8
3.	BEARBEITUNG DER ÜBUNGSAUFGABEN	9
4.	ERLAUBTE HILFSMITTEL	9

5.	BEARBEITUNGSSTRATEGIE	9
6.	HILFE-CHAT	14
7.	NEUIGKEITEN ZUM TMS	14
8.	UNI RANKING – DEINE STUDIENPLATZCHANCE	14

EINLEITUNG

1. ALLGEMEINES UND AUFBAU

Im EMS wirst Du mit drei und im TMS mit vier Textverständnisaufgaben konfrontiert, die sich in ihrem Schweregrad stark unterscheiden und zu denen je sechs Fragen gestellt werden. Für die Bearbeitung dieser Texte inklusive der Fragen hast Du im EMS 45 und im TMS 60 Minuten Zeit. Das heißt im Durchschnitt hast Du 15 Minuten Bearbeitungszeit je Textaufgabe.

Daher haben wir die Übungstexte in diesem Buch ebenfalls in unterschiedliche Schweregrade eingeteilt und sie in aufsteigender Reihenfolge geordnet, damit die Ansprüche langsam steigen. Dieses Vorgehen hat in der Vergangenheit die besten Ergebnisse geliefert. Deshalb empfehlen wir Dir die Texte von vorne nach hinten systematisch durchzuarbeiten. Lege vor allem großen Wert auf das genaue Verständnis der sehr schweren Textaufgaben am Ende des Buches, da die hier behandelten Themen besonders wichtig für den EMS und TMS sind. Des Weiteren werden in den sehr schweren Texten komplexe physiologische Regelkreise beschrieben, wie sie in den letztjährigen EMS und TMS Tests vermehrt vorgekommen sind.

2. AUFBAU DER ÜBUNGSAUFGABEN

Eine Textverständnisaufgabe besteht aus einem Text mit jeweils sechs Fragen. Die Fragen lassen sich ohne Vorwissen lösen, so wie dies auch im EMS und TMS der Fall ist. Zu jeder Frage gibt es immer nur eine korrekte Antwort. Die korrekten Antworten zu den Fragen findest Du im Kapitel Lösungen.

3. BEARBEITUNG DER ÜBUNGSAUFGABEN

Bevor Du einen Text bearbeitest solltest Du Dir den Text und die dazugehörigen Fragen aus dem Buch herauskopieren, damit Du die Texte später nochmals verwenden kannst. Des Weiteren gibt es bei der Bearbeitung der Texte eine Lösungsstrategie, die Du von Anfang an strikt beachten solltest, wenn Du Deine Leistung in diesem Untertest auf Dauer wirklich verbessern willst. Diesen Lösungsansatz erklären wir Dir ausführlich im Kapitel Bearbeitungsstrategie. Zudem solltest Du von Beginn an unter Zeitdruck arbeiten, das heißt 15 Minuten Bearbeitungszeit pro Text inklusive Beantwortung der Fragen. Nach Ablauf der Zeit solltest Du den Text nachbearbeiten, das heißt Unklarheiten und begangene Fehler bei der Beantwortung genauestens im Text nachschlagen.

4. ERLAUBTE HILFSMITTEL

Im EMS und TMS darfst Du Textmarker zum Anstreichen des Textes verwenden. Papier für Skizzen wird Dir gestellt. Zur Bearbeitung des Antwortbogens ist nur ein schwarzer Fineliner zugelassen.

5. BEARBEITUNGSSTRATEGIE

Im Grunde lässt sich die Bearbeitung der Textverständnisaufgaben in zwei Abschnitte gliedern. Zum einen gibt es das erste Lesen des Textes, bei dem es darum geht, innerhalb von circa 7 Minuten den Text zu lesen, thematisch zu strukturieren und alle relevanten Informationen mit Hilfe von Textmarkern zu unterstreichen. Dies ist auch der Arbeitsabschnitt, bei dem Du Dich am deutlichsten verbessern kannst, und auf den Du beim Training ein besonderes Augenmerk legen solltest. Innerhalb kürzester Zeit wirst Du jeden Text flüssig durchlesen und strukturieren können, ohne an jedem Fremdwort oder jeder kleinen Unklarheit hängen zu bleiben, sodass Du im Anschluss noch genügend Zeit zur Beantwortung der Fragen hast. Es geht beim ersten Lesen des Textes vor allem darum, dass Du hinterher weißt wo im Text was steht!

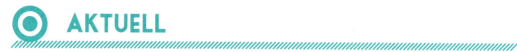
AKTUELL

• **KRYPTOGRAPHIE**
Inzwischen werden im EMS und TMS vermehrt Textaufgaben gestellt, bei denen es darum geht Regelkreise und komplexe kausale Zusammenhänge zu erkennen und zu verstehen. Bei diesen schweren Texten ist es nicht mehr ausreichend zu wissen wo etwas im Text steht, sondern man muss den Inhalt verstanden haben, um die Fragen beantworten zu können. Es ist daher besonders wichtig sich während des ersten Lesens dieser Texte kleine Skizzen zu machen, um komplexe Zusammenhänge übersichtlich und verständlich zusammenzufassen. Das Erstellen von Skizzen solltest Du daher von Beginn an einstudieren. Wie Du solche Skizzen effizient erstellst, erklären wir Dir im Anschluss anhand eines Beispiels.

Der zweite Abschnitt ist das *Beantworten der Fragen*. Hierbei handelt es sich im Grunde nur mehr um ein gezieltes Nachlesen im Text. Wenn Du den Text beim ersten Lesen sauber thematisch strukturiert und schematische Skizzen zur Verdeutlichung der komplexen Zusammenhänge erstellt hast, dann geht es bei der Beantwortung der Fragen nur noch darum, im entsprechenden thematischen Abschnitt nachzulesen bzw. in der entsprechenden Skizze nachzuschauen, ob die Aussage zutrifft oder nicht. So einfach ist das!

DAS ERSTE LESEN DES TEXTES

Worauf musst Du beim ersten Lesen des Textes achten? Wir werden versuchen das nun systematisch anhand von möglichst wenigen Stichpunkten zu erklären.

1. **THEMATISCHE STRUKTUR DES TEXTES**
   Das Wichtigste ist, die verschiedenen Themen, die in einem Text behandelt werden, zu erkennen, zu benennen und die Grenzen dieser Themen im Text zu markieren. Dabei ist es nicht ausreichend, Dich an die vorgegebene Struktur (Absätze, Umbrüche) des Textes zu halten. Denn je schwerer ein Text ist, desto weniger sichtbare Absätze werden zur Orientierung gegeben sein. Du solltest deshalb versuchen, den Text in möglichst viele kleine thematische Blöcke zu zerlegen. Je genauer Du dies beim ersten Lesen machst, desto weniger Zeit brauchst Du später beim Nachlesen zu den einzelnen Fragen.

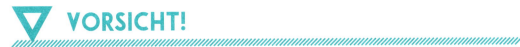
VORSICHT!

> Häufig werden Informationen, die thematisch zu einem Block gehören, in einem thematisch fremden Zusammenhang erwähnt. Diese Informationen musst Du sichtbar in der Farbe des thematischen Blocks markieren, dem sie eigentlich zugehören oder einen Pfeil zum entsprechenden Block zeichnen, denn erfahrungsgemäß sind dies häufig die Informationen, die Du später zur Beantwortung der Fragen brauchst und dann nicht findest, da sie nicht dort stehen, wo Du sie thematisch einordnen würdest.

Was soll man unterstreichen?

* **Fremdwörter**
  Alle Fremdwörter und Fachausdrücke inklusive ihrer Erklärung, falls vorhanden, müssen angestrichen werden.

* **Zahlen und Zahlenbereiche**
  Zahlen und Zahlenbereiche bieten sich hervorragend zum Abfragen an, deshalb anstreichen. Immer auch die Einheiten beachten, da hier häufig Fallen gestellt werden.

* **Inhaltliche Zusammenhänge**
  Wenn erklärt wird, wie eine Größe auf eine andere Einfluss nimmt, diese verändert, als Voraussetzung dafür benötigt wird oder ähnliches, dann ist das von besonderer Bedeutung und deshalb unbedingt zu markieren. Falls es sich dabei um schwer verständliche oder komplizierte Zusammenhänge handelt, unbedingt eine kleine Skizze zeichnen, um Leichtsinnsfehlern vorzubeugen.

2. REDUKTION AUF DAS WESENTLICHE

In unseren Kursen erleben wir es immer wieder, dass viele TeilnehmerInnen beinahe den gesamten Text mit Farben „grundieren". Dann ist der Vorteil des Hervorhebens bestimmter Passagen durch Markierung natürlich wieder dahin. Deshalb solltest Du Dich auf die oben genannten drei Punkte beschränken und Du wirst damit großen Erfolg haben. Es gilt die Devise: Reduktion auf das Wesentliche!

3. WIE ZEICHNET MAN SCHNELL UND PRÄZISE SKIZZEN?

Vor allem bei den Textaufgaben, in denen komplexe physiologische Regelkreise beschrieben werden, ist es von enormer Bedeutung, die kausalen Zusammenhänge im Text schnell und präzise in kleine Skizzen umwandeln zu können. Dabei gibt es zwei Regeln, die Du beachten solltest, um übersichtliche und verständliche Skizzen zu zeichnen.

* **Nur Abkürzungen verwenden**
  Wenn beispielsweise die Rede von der Nebennierenrinde ist, solltest Du die Abkürzung NNR verwenden, das geht schneller und ist viel übersichtlicher.

* **Symbole verwenden**
  Wenn beispielsweise die Rede von einer Hemmung ist, dann solltest Du nicht hemmt in die Skizze schreiben sondern ein ↓ oder ein − verwenden. Diese Symbolik solltest Du Dir vor Beginn der Übungsaufgaben einmal überlegen und dann konsequent verwenden. Dadurch werden die Skizzen deutlich übersichtlicher und präziser.

Ein Beispiel für eine Skizze zu einem Text

Über ein negatives Feedback hemmt Testosteron im Hypothalamus die Sekretion des Gonadoliberins, welches auch Gonadotropin-Releasing Hormon genannt wird, und seinerseits die Sekretion des Luteinisierenden Hormons fördert. Dieses, in der Hypophyse produzierte, Luteinisierende Hormon steigert wiederum die Produktion von Testosteron in den Leydig'schen Zwischenzellen des Hodens. Testosteron bewirkt unter anderem die Reifung der Spermatiden zu Spermien und ist somit unerlässlich für die Fortpflanzung des Organismus. Zudem stimuliert es die Freisetzung von Erythropoetin in der Niere und führt somit zu einer Aktivierung des Knochenmarks mit folglich vermehrter Bildung von Erythrozyten.

Skizze

GRH = Gonadotropin Releasing Hormon

HT = Hypothalamus

LH = Luteinisierendes Hormon

HP = Hypophyse

T = Testosteron

L-Z = Leydig'sche Zwischenzellen

KM = Knochenmark

Erys = Erythrozyten

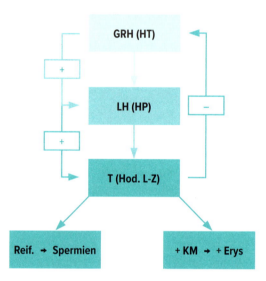

DAS BEANTWORTEN DER FRAGEN

Wie oben bereits erwähnt, geht es hier nur noch darum im Text nachzulesen bzw. in einer Skizze nachzuschauen, ob eine Aussage richtig oder falsch ist. Eigentlich ganz einfach. Trotzdem solltest Du ein paar Regeln beachten, um Leichtsinnsfehler zu vermeiden.

1. Immer die erste Frage zum Text vor dem Lesen anschauen

Das hat den Vorteil, dass Du direkt beim ersten Lesen alle relevanten Informationen zur Beantwortung der ersten Frage separat anstreichen kannst und damit schon einen Großteil der Arbeit zur Beantwortung erledigt hast. Du kannst auch probieren, Dir mehrere Fragen am Anfang durchzulesen. Das ist Geschmackssache. Uns hat es immer nur verwirrt auf so viele Dinge gleichzeitig achten zu müssen. Aber vielleicht funktioniert es für Dich sehr gut. Deshalb beim Üben mal ausprobieren.

2. Vorsicht bei negativen Fragestellungen

Negative Fragestellungen unbedingt markieren, um nicht zu vergessen, dass es eigentlich darum geht die falsche Antwort zu suchen. Dies führt sehr häufig zu Fehlern!

3. Schieben statt suchen

Falls Du bei einer Aussage mal hängen bleibst, dann lieber überspringen und die nächste Aussage bearbeiten, bevor Du sinnlos Zeit vergeudest. Vielleicht ist die nächste Aussage eindeutig falsch oder richtig und Du musst nicht mehr weitersuchen.

4. Nur ankreuzen, wenn Du Dir 100% sicher bist

Beim Textverständnis geht es fast immer um Details aus dem Text. Wenn Du nur den geringsten Zweifel an der Antwort hast, solltest Du Dir ein paar Sekunden Zeit nehmen und nochmal gezielt im Text nachlesen. Die meisten Fehler passieren genau dann, wenn man sich denkt „Ich glaube das war so …"

5. Skizzen

Je komplexer die Texte werden, desto häufiger werden komplizierte kausale Zusammenhänge und Regelkreise beschrieben, die häufig nur mit Hilfe einer Skizze korrekt zu verstehen sind. Deshalb übe von Beginn an aus dem Text heraus kleine schematische Zeichnungen nach den oben genannten Regeln anzufertigen.

6. Im Notfall überfliegen

Grundsätzlich solltest Du immer wissen, wo Du im Text eine Antwort zu suchen hast oder, falls nicht, sie überspringen. Manchmal hat man aber Pech und muss nachschauen, ob sich eine Antwort ableiten lässt. Dann bietet es sich an, ein Schlüsselwort herauszupicken und dieses im Text durch grobes Überfliegen zu suchen. Jedoch ist dieses System nur für den absoluten Notfall zu empfehlen, da es sehr aufwendig und zeitintensiv ist.

6. HILFE-CHAT

Du hast noch Fragen zu den Übungsaufgaben, eine Korrektur zu melden oder einen Verbesserungsvorschlag? Na dann, schieß los! Über unseren Hilfe-Chat stehen wir Dir immer zur Verfügung. Folge einfach dem nebenstehenden QR-Link und poste dort Deine Frage. Wir nehmen uns Deinem Anliegen an, und werden darauf schnell antworten.

7. NEUIGKEITEN ZUM TMS

Obwohl es beim Aufbau des TMS in den letzten Jahren keine größeren Umstrukturierungen gab, sind doch immer wieder kleine Neuerungen und Anpassungen erfolgt. Wir versuchen diese Aktualisierungen natürlich stets in unseren Büchern abzubilden, doch leider ist das aufgrund der Kurzfristigkeit der Informationen nicht immer möglich. Deswegen posten wir für Dich in unserer MedGurus Community alle Neuigkeiten zum TMS und EMS. Dadurch gibt es für Dich mit Sicherheit keine fiesen Überraschungen am Testtag. Einfach dem nebenstehenden QR-Link folgen und mal reinschnuppern.

8. UNI RANKING – DEINE STUDIENPLATZCHANCE

Leider ist es inzwischen nicht mehr ausreichend ein gutes TMS Ergebnis zu erzielen, um einen Medizinstudienplatz zu erhalten. Man muss sich auch an der richtigen Universität damit bewerben. Bei falscher Ortspräferenz ist es, selbst mit guten Voraussetzungen, möglich keinen Studienplatz zu erhalten. Eine gewissenhafte, selbstständige Berechnung der Studienplatzchancen an den Universitäten dauert allerdings tagelang, da die vielen verschiedenen Auswahlkriterien das Auswahlverfahren der Hochschulen unübersichtlich und komplex machen.

Deshalb haben wir für Dich das Uni Ranking erstellt. Es hilft Dir Dich in diesem Dschungel zurechtzufinden und erstellt Dir Deine ganz individuelle Chancenanalyse. Nach Eingabe Deiner Daten erhältst Du von uns eine detaillierte Auswertung an welchen Universitäten Du die besten Chancen auf einen Medizinstudienplatz hast. Ganz einfach, schnell und unkompliziert. Folge einfach dem nebenstehenden QR-Link und berechne jetzt Deine Chance auf einen Medizinstudienplatz in Deutschland.

ÜBUNGSAUFGABEN

1. DER ZELLZYKLUS — 16
2. DIE NIERE – FUNKTION — 19
3. DIE LUNGE – ANATOMIE — 22
4. DAS HERZ – ANATOMIE — 25
5. DIE LEBER – ANATOMIE — 28
6. DIE MILZ — 31
7. DIE SCHILDDRÜSE — 34
8. DER THYMUS — 37
9. PROKARYOTEN VS. EUKARYOTEN — 40
10. DAS HERZ – FUNKTION — 43
11. DIE LUNGE – FUNKTION — 46
12. DAS PANKREAS – FUNKTION — 49
13. INSULIN — 52
14. DAS RÜCKENMARK – ANATOMIE — 55
15. DAS RÜCKENMARK – FEINBAU — 58
16. DER HODEN — 61
17. DIE NIERE – ANATOMIE — 64
18. DAS RAA-SYSTEM — 67
19. DIE CALCIUM-HOMOÖSTASE — 70
20. DAS PANKREAS – ANATOMIE — 73
21. DIE NEBENNIEREN — 76
22. DIE SCHILDDRÜSENHORMONE — 79
23. DER WEIBLICHE ZYKLUS — 82
24. DIE DNA-REPLIKATION — 85
25. DAS EXTRAPYRAMIDAL-MOTORISCHE SYSTEM — 88
26. DAS HERZ-KREISLAUF-SYSTEM — 91
27. DIE HYPOPHYSE — 94
28. KATECHOLAMINE — 97
29. DIE BLUTGRUPPEN — 100
30. ANDROGENE — 103
31. DIE REGULATION DES KÖRPERGEWICHTS — 106
32. DAS VEGETATIVE NERVENSYSTEM — 109
33. DAS BLUTGERINNUNGSSYSTEM — 112
34. DIE MUSKULÄRE ERREGUNG — 115
35. ATEMREGULATION — 118
36. SOMATOTROPIN — 121
37. NO-SYNTHASE — 124
38. DAS MENSCHLICHE AUGE — 127
39. STEROIDHORMONE — 130
40. DAS VEGETATIVE NERVENSYSTEM II — 133
41. MENSCHLICHE WACHSTUMSHORMONE — 136
42. METHÄMOGLOBIN UND ATEMREGULATION — 139
43. GEHIRN — 142
44. FETTSTOFFWECHSEL — 145
45. EISENSTOFFWECHSEL — 148
46. NATRIUMREGULATION DES KÖRPERS — 151

ÜBUNGS AUFGABEN

1. Der Zellzyklus[1][2]

Niveau: leicht

Als Mitose (auch Karyokinese) bezeichnet man den Vorgang der Zellkernteilung bei Zellen eines eukaryotischen Lebewesens, der durch sogenannte Mitogene ausgelöst wird. Im Anschluss an die Kernteilung erfolgt meistens die Teilung des Zellleibs (Zytokinese), sodass aus einer Zelle zwei identische Tochterzellen entstehen. Mitose und Zytokinese werden auch als M-Phase zusammengefasst. Mit der jeweils zwischen zwei M-Phasen liegenden Interphase bildet sie den Zellzyklus. Während der Interphase werden die Chromosomen (Träger der Erbinformation) und die darin enthaltene DNA verdoppelt (DNA-Replikation), sodass bei der Mitose identische Chromosomen auf die Tochterkerne verteilt werden können. Die Mitose ermöglicht also, dass beide Tochterzellkerne die gleiche Anzahl an Chromosomen und damit die gleiche Erbinformation erhalten. Ein Chromosom, das nach einer Mitose zunächst aus einem Chromatid besteht, hat nach der Verdopplung in der Interphase zwei Chromatiden, die am Centromer zusammenhängen. Bei ein- bis wenigzelligen Eukaryoten (Protisten) ist die Mitose zusammen mit der Zytokinese Grundlage der Vermehrung. Bei vielen Protisten verläuft die Mitose wie bei den mehrzelligen Eukaryoten als offene Mitose, das heißt die Kernhülle wird vorübergehend aufgelöst. Eine Ausnahme bilden die Dinoflagellaten, bei denen eine geschlossene Mitose ohne Auflösung der Kernmembran stattfindet. Bei mehrzelligen Eukaryoten ist die Mitose die Voraussetzung für die Bildung eines neuen Zellkerns und somit üblicherweise auch für die Bildung neuer Zellen. In mehrzelligen Organismen wie dem Menschen findet die Zellteilung nicht mehr bei allen Zellen statt. Hier verbleibt die Zelle in der sogenannten G_0-Phase, so dass die DNA gar nicht erst repliziert wird. Erythrozyten beispielsweise können sich nicht mehr teilen, da ihr Zellkern fehlt und damit keine Mitose eingeleitet werden kann. Epidermalzellen hingegen vermehren sich wesentlich häufiger als der Durchschnitt. Eine Mitose dauert bei menschlichen Zellen in der Regel etwa eine Stunde (im Vergleich dauert die Interphase von sich fortlaufend teilenden Zellen insgesamt durchschnittlich 24 Stunden). Im Vergleich hierzu ist die Mitose bei Fliegen teilweise nur 8 Minuten lang.

Die Interphase wird chronologisch in die G_1-/ G_0-, S- und G_2-Phase aufgeteilt. In der G_1-Phase, beginnt die Zelle wieder zu wachsen, Zellbestandteile werden ergänzt. Die nachfolgende S-Phase wird durch Produktion von mRNA für Histone und Replikationsenzyme (DNA-Polymerasen, Ligasen) vorbereitet. Der Vorrat an Desoxyribonukleosid-Triphosphaten steigt. In der G_1-Phase liegen die Chromosomen mit einem Chromatid vor. Die G_0-Phase, oder Ruhephase, ist der Zustand ausgereifter, ausdifferenzierter, nicht mehr teilungsfähiger Zellen, die daher in der G_1-Phase verbleiben, die dann als G_0-Phase bezeichnet wird. Zu diesen Zellen zählen beispielsweise Nervenzellen und Muskelzellen. Einige Zelltypen verbleiben nach ihrer Ausdifferenzierung für Wochen oder Monate in der G_0-Phase, können aber dann wieder in die G_1-Phase zurückkehren und sich teilen. Beispiele hierfür sind Leberzellen oder Lymphozyten. In der S-Phase oder Synthesephase findet die Replikation der DNA statt. Danach

---

1   Vgl. Wikipedia - Mitose 2012
2   Vgl. Wikipedia - Zellzyklus 2012

hat jedes Chromosom zwei Chromatiden. Diese Phase dauert ca. 7 Stunden. In der G_2-Phase, oder prämitotische Phase bereitet sich die Zelle auf die Mitose vor. In Geweben lösen sich die Zellkontakte zu den Nachbarzellen, die Zelle rundet sich ab und vergrößert sich durch Flüssigkeitsaufnahme. Es werden verstärkt zellteilungsspezifische Proteine synthetisiert, um die nachfolgende Mitose vorzubereiten. Die mittlere Dauer beträgt 3 bis 4 Stunden.

Eine Sonderform der Kernteilung vollziehen die Keimzellen. Sie entstehen durch eine in zwei Teilungsschritten ablaufende Teilung, die man Meiose bzw. Reifeteilung oder Reduktionsteilung nennt und bei der aus einer diploiden Ausgangszelle vier haploide Zellen entstehen. Darunter versteht man eine besondere Form der Zellkern-Teilung, bei der im Unterschied zur gewöhnlichen Kernteilung, der Mitose, die Zahl der Chromosomen halbiert wird. Damit einher geht gewöhnlich eine Rekombination, also eine neue Zusammenstellung der elterlichen Chromosomen. Die Meiose vollzieht sich immer in zwei Teilungsschritten. In der Regel erfolgt nach beiden Teilungsschritten je eine Zellteilung, was zur Bildung von vier Einzelzellen führt, die als Keimzellen oder Gameten bezeichnet werden. Die Halbierung des Ploidiegrades (das heißt der Anzahl der Chromosomensätze) ist eine Voraussetzung für die geschlechtliche Fortpflanzung, da sich sonst die Chromosomenzahl mit jeder Generation verdoppeln würde.

1. Welche Aussage bezüglich der Mitose lässt sich aus dem Text nicht ableiten?

(A) Die Dauer der Mitose variiert zwischen den Lebewesen.

(B) Bei der Mitose wird stets die Kernmembran aufgelöst.

(C) Die Mitose findet nicht in allen Zellen statt.

(D) Sie wird durch Mitogene ausgelöst.

(E) Zusammen mit der Zytokinese bildet sie die M-Phase.

2. Welche Aussage(n) sind dem Text zufolge richtig?

I. Zu Beginn der Interphase bestehen die Chromosomen aus zwei Chromatiden.

II. Lymphozyten verbleiben nach ihrer Ausdifferenzierung dauerhaft in der G_0-Phase.

III. Alle menschlichen Zellen besitzen einen Zellkern.

(A) Keine der Aussagen lässt sich ableiten.

(B) Nur Aussage I lässt sich ableiten.

(C) Nur Aussage II lässt sich ableiten.

(D) Nur Aussage III lässt sich ableiten.

(E) Nur Aussage I und III lassen sich ableiten.

3. Welche Aussage zur Interphase lässt sich aus dem Text ableiten?

(A) In der S-Phase lösen sich die Zellkontakte zu den Nachbarzellen.

(B) Erythrozyten sind nicht teilungsfähig weil ihr Zellkern in der G_0-Phase ist.

(C) In der G_2-Phase wird mRNA für Histone und Replikationsenzyme gebildet.

(D) Nach der S-Phase hat jedes Chromosom zwei Chromatiden.

(E) Die S-Phase ist der kürzeste Abschnitt der Interphase.

4. Welche Aussage bezüglich der Meiose lässt sich aus dem Text nicht ableiten?

(A) Gameten entstehen durch die Meiose.

(B) Hierbei wird der Chromosomensatz halbiert und die Zellzahl verdoppelt.

(C) Sie ist meist kombiniert mit der Rekombination der Chromosomen.

(D) Sie läuft immer in zwei Stufen ab.

(E) Die Halbierung des Ploidiegrads ist essentiell für die geschlechtliche Fortpflanzung.

5. Welche Aussage(n) sind dem Text zufolge richtig?

I. Unter offener Mitose versteht man beispielsweise die Mitose bei Dinoflagellaten.

II. Zellen, die einmal in die G_0-Phase eingetreten sind bleiben dauerhaft teilungsunfähig.

III. Die Chromosomen einer Muskelzelle bestehen aus 2 Chromatiden.

(A) Keine der Aussagen lässt sich ableiten.

(B) Nur Aussage I lässt sich ableiten.

(C) Nur Aussage II lässt sich ableiten.

(D) Nur Aussage III lässt sich ableiten.

(E) Nur Aussage I und III lassen sich ableiten.

6. Welche Aussage lässt sich aus dem Text ableiten?

(A) Keimzellen haben nach der Meiose einen diploiden Chromosomensatz.

(B) Protisten vollziehen eine geschlossene Mitose.

(C) Bei der Zytokinese werden die Chromosomen verdoppelt.

(D) Die Karyokinese ist Teil der M-Phase.

(E) Erythrozyten teilen sich durchschnittlich häufiger als Epidermalzellen.

2. Die Niere – Funktion[3]

Niveau: leicht

Eine Funktion der Nieren ist die Ausscheidung von Endprodukten des Stoffwechsels, den sogenannten harnpflichtigen Substanzen und Giftstoffen aus dem Körper, durch Bildung des Harns, welcher schließlich über die Harnwege aus dem Körper ausgeschieden wird. Die Niere bilanziert den Wasserhaushalt und dient damit der langfristigen Blutdruckeinstellung und reguliert durch die Kontrolle der Zusammensetzung des Harns den Elektrolythaushalt und den Säure-Basen-Haushalt. Des Weiteren produziert die Niere Hormone, wie beispielsweise Erythropoetin, für die Blutbildung und ist der Abbauort von Peptidhormonen.

Die funktionelle Grundeinheit der Niere ist das Nephron, das aus Nierenkörperchen (Glomerulum und Bowman'sche Kapsel) und Nierenkanälchen (Tubulussystem) besteht. Die prinzipielle Funktionsweise eines Nephrons lässt sich grob in zwei Schritte unterteilen. Im ersten Schritt, welcher im Nierenkörperchen stattfindet, wird aus dem Blut durch Filtration der Primärharn abgepresst, der in seiner Zusammensetzung ungefähr dem Blutplasma entspricht. Bei dieser Filtration werden Bestandteile über einer bestimmten Größe, darunter die Blutkörperchen und größere Moleküle, zurückgehalten. Im sog. Primärharn sind nun alle niedermolekularen Bestandteile des Blutplasmas enthalten, darunter solche, die ausgeschieden werden sollen, und auch solche, die für den Körper wertvoll sind und nun kontrolliert in den Blutkreislauf zurückgeholt (resorbiert) werden, wie Zucker, Aminosäuren und Elektrolyte. Zudem wird ein Großteil des abfiltrierten Wassers resorbiert, welches dem Körper nicht verloren gehen darf. Diese Vorgänge geschehen im, sich dem Nierenkörperchen anschließenden, schlauchartigen Tubulussystem und konzentrieren den Primärharn zum Endharn, welcher sich im pelvis renalis (Nierenbecken) sammelt und nur noch ein Prozent des Primärharns ausmacht.

Die treibende Kraft der Filtration ist der im Glomerulum herrschende Blutdruck. Der Blutdruck des Körpers unterliegt normalerweise im Verlauf des Tages circadianen Schwankungen. Im Schlaf ist er niedriger als beispielsweise bei körperlicher Anstrengung oder bei Stress. Auch bei bestimmten Erkrankungen, beispielsweise Diabetes mellitus oder arterieller Hypertonie, ist der Blutdruck erhöht. Für die Filtration im Glomerulum ist aber ein konstanter Blutdruck wichtig. Deshalb hat die Niere die Fähigkeit den Blutdruck in ihrem Inneren ihren Bedürfnissen anzupassen. Man nennt das auch Autoregulation oder Bayliss-Effekt. Die Autoregulation erfolgt mit Hilfe von Barorezeptoren (Drucksensoren), die in den zuführenden (afferenten) Blutgefäßen des Nierenkörperchens sitzen. Bei zu hohem Blutdruck werden die afferenten Arterien enger gestellt und sorgen so für einen konstanten Blutdruck in den dahinter liegenden Gefäßen des Nierenkörperchens. Ist der Blutdruck zu niedrig, so werden die vom Glomerulus abgehenden (efferenten) Gefäße enger gestellt. Auf diese Weise können Schwankungen des systolischen Blutdrucks zwischen 80–180 mmHg ohne Auswirkungen auf die Filtrationsvorgänge der Nieren bleiben. Darüber hinaus können die Nieren mittels des Renin-Angiotensin-Aldosteron-Systems (RAAS) auch den systemischen Blutdruck beeinflussen.

Die genaue Leistung der Nieren wird über die renale Clearance ermittelt. Sie ist ein Maß für die Eliminierung eines Stoffes aus dem Blutplasma. Es wird also die „Klärfunktion" der Niere gemessen. Sinkt die renale Clearance ab, d. h. nimmt die Leistung der Niere ab, spricht man von Niereninsuffizienz. Die Inulin-Clearance misst das Filtrationsvermögen der Niere. Hierzu wird dem Patienten Inulin verabreicht und gemessen, wie viel vom verabreichten Stoff pro

---

[3] Vgl. Wikipedia · Niere 2012

Zeit wieder ausgeschieden wird. Da Inulin zwar filtriert, nicht aber rückresorbiert wird, ist die Inulin-Clearance identisch mit der glomerulären Filtrationsrate (GFR). Für den gesunden Jugendlichen liegt der Wert bei etwa 125 ml/min. Eine Abnahme des Wertes deutet auf eine Störung in der Nierenfunktion hin (Niereninsuffizienz). Mit zunehmendem Alter nimmt die GFR jedoch physiologisch, d. h. regelhaft, auf 60–65 ml/min ab. Dies ist bei der Dosierung von Arzneistoffen, die über die Niere ausgeschieden werden, wichtig, da bei älteren Patienten durch die geringere GFR oft eine Verringerung der Dosis vorgenommen werden muss. In der Klinik wird jedoch die Kreatinin-Clearance, wegen ihrer einfacheren Durchführung, der Inulin-Clearance vorgezogen. Es wird die Ausscheidung von Kreatinin gemessen, die annähernd der von Inulin entspricht. Die Kreatinin-Plasmaspiegel, deren Wert von der Muskelmasse abhängt, schwanken nur wenig, was diese Messung überhaupt erst möglich macht. Vorteilhaft ist weiterhin, dass die Infusion, welche bei der Messung der Inulin-Clearance erforderlich ist, entfällt.

7. Welche Aussage lässt sich aus dem Text nicht ableiten?

(A) Die Inulin-Clearance entspricht der GFR.
(B) Das Tubulussystem ist Teil des Nierenkörperchens.
(C) Das Nephron ist die funktionelle Grundeinheit der Niere.
(D) Die Leistung der Niere wird über die renale Clearance ermittelt.
(E) Blutkörperchen werden in den Nieren nicht filtriert.

8. Welche Aussage ist dem Text zufolge richtig?

(A) Der Blutdruck unterliegt keinen tagesrhythmischen Schwankungen.
(B) Eine Blutdrucksenkung kann durch Diabetes mellitus bedingt sein.
(C) Im pelvis renalis wird der Primärharn gesammelt.
(D) Circa 99 Prozent des Primärharns werden resorbiert.
(E) Das Glomerulum ist Teil der Nierenkanälchen.

9. Welche Aussage(n) lassen sich aus dem Text ableiten?

I. Bei zu hohem Blutdruck im Glomerulum werden die efferenten Arterien enger gestellt.
II. Bei einem systolischen Blutdruck von 120 mmHG kann ein Blutdruckanstieg um 20 mmHG ohne Auswirkung auf die Filtration reguliert werden.
III. Zucker wird im Nierenkörperchen regelhaft filtriert.

(A) Keine Aussage lässt sich ableiten.
(B) Nur Aussage I lässt sich ableiten.
(C) Nur Aussage I und II lassen sich ableiten.
(D) Nur Aussage II und III lassen sich ableiten.
(E) Alle Aussagen lassen sich ableiten.

10. Welche Aussage lässt sich aus dem Text nicht ableiten?

(A) Bei Diabetes mellitus ist der Blutdruck erhöht.
(B) Für eine konstante Filtration ist der Bayliss-Effekt von großer Bedeutung.
(C) Die Resorbtion von Aminosäuren findet im Nierenkörperchen statt.
(D) Sinkt die renale Clearance spricht man von einer Niereninsuffizienz.
(E) Die renale Clearance ist ein Maß für die Eliminierung eines Stoffes aus dem Blutplasma.

11. Welche Aussage ist dem Text zufolge richtig?

(A) In der Klinik wird die Inulin-Clearance der Kreatinin-Clerance vorgezogen.

(B) Muskelmasse spielt bei der Kreatinin-Clerance-Bestimmung keine Rolle.

(C) Barorezeptoren befinden sich in den efferenten Gefäßen der Nierenkanälchen.

(D) Die Inulin-Clearance-Bestimmung kann ohne Infusion durchgeführt werden.

(E) Die physiologische glomeruläre Filtrationsrate nimmt mit dem Alter ab.

12. Welche Aussage(n) lassen sich aus dem Text ableiten?

I. Die Dosierung von Arzneistoffen ist unabhängig von der glomerulären Filtrationsrate.

II. Die Niere hat auch Einfluss auf den systemischen Blutdruck.

III. Die Niere ist an der Blutbildung beteiligt.

(A) Keine Aussage lässt sich ableiten.

(B) Nur Aussage I lässt sich ableiten.

(C) Nur Aussage II lässt sich ableiten.

(D) Nur Aussage I und II lassen sich ableiten.

(E) Nur Aussage II und III lassen sich ableiten.

3. Die Lunge – Anatomie[4]
Niveau: leicht

Die menschlichen Lungen, als typische Säugetierlungen, bestehen aus einer rechten Lunge (rechtem Lungenflügel) und einer linken Lunge (linkem Lungenflügel). Jeder Lungenflügel wird durch Furchen in sogenannte Lungenlappen unterteilt. Der rechte Lungenflügel teilt sich dabei in drei, der linke Lungenflügel in lediglich zwei Lappen auf. Die Lungenlappen wiederum werden in Lungensegmente unterteilt. Die Bezeichnung erfolgt hier entsprechend der Zuordnung zum versorgenden Bronchialast. Zehn Segmente finden sich in der rechten Lunge (Pulmo dexter). Im linken Flügel (Pulmo sinister) gibt es nur neun Segmente, da das 7. Segment fehlt. Der linke Lungenflügel ist etwas kleiner als der rechte, da auf der linken Seite das Herz einigen Raum einnimmt. Dabei besteht der rechte Lungenoberlappen aus dem apikalen, posteriorem und anteriorem Oberlappensegment, der Mittellappen (nur rechts) aus dem lateralen und medialen Mittellappensegment (Segmente 4,5), es folgt das apikale Unterlappensegment (6er Segment), sowie die 4 basalen Unterlappensegmente rechts (mediobasal, anterobasal, laterobasal, posterobasal). Auf der linken Seite besteht der Oberlappen aus den Segmenten 1 bis 3, Namensgebung wie im rechten Oberlappen sowie aus den beiden Lingulasegmenten (4,5) (superiores und inferiores Lingulasegment). Es folgt das apikale Unterlappensegment (6er Segment) sowie die 3 basalen Unterlappensegmente: anterobasal, laterobasal, posterobasal (Segmente 8 bis 10). Das mediobasale Unterlappensegment fehlt.

Die Lungenflügel liegen in der Brusthöhle. Oben überragt die Lungenspitze um etwa 1–2 cm das Schlüsselbein, unten liegt die Lunge dem Zwerchfell auf, dessen Lage sehr variabel ist und wesentlich von der Atemstellung und der Körperlage (im Liegen höher als im Sitzen) abhängt. Grob kann man sagen, dass in der Atemruhestellung die Lungenränder auf der Bauchseite (ventral) in Höhe der 6. Rippe, seitlich in Höhe der 8. Rippe und auf der Rückenseite (dorsal) in Höhe der 10. Rippe zu liegen kommen. Dieser Unterschied ergibt sich aus der schrägen Zwerchfellansatzlinie. Die linke Lunge ist allgemein kleiner, weil ihr das Herz zum größten Teil aufliegt. Dadurch und bedingt durch die Aufspaltung der Luftröhre in die beiden Hauptbronchien (Bifurcatio trachealis), auf Höhe Th4, bei der der linke Luftröhren-Bronchien-Winkel (LBW) kleiner ist als der rechte, wird die rechte Lunge in der Regel besser belüftet. Der Winkel, der von der Trachea und dem rechtem Hauptbronchus eingeschlossen wird, ist größer als jener zwischen Trachea und linkem Hauptbronchus. Dies hat Konsequenzen bei der Aspiration (Einatmung) von Fremdkörpern, da diese hierdurch gewöhnlich in den rechten Hauptbronchus gelangen. Das Lungenvolumen eines erwachsenen Menschen beträgt durchschnittlich 5 bis 6 Liter.

Das Gewebe der Lungen lässt sich in einen luftführenden Teil und einen Teil, in dem der tatsächliche Gasaustausch stattfindet, unterteilen. Die luftführenden Bronchien enden in blind endenden Säckchen, den Lungenbläschen (Alveolen), wobei die Gesamtheit des luftleitenden Systems als Bronchialsystem (Bronchialbaum) bezeichnet wird. In den Alveolen findet der Gasaustausch, das heißt die Oxygenierung (Aufnahme von Sauerstoff) des Blutes und die Abgabe von CO_2 aus dem Blut an die Atemluft statt. Bei den Alveolen handelt es sich um sackartige Erweiterungen mit einem Durchmesser von ca. 200 µm. Der erwachsene Mensch besitzt von ihnen eine geschätzte Anzahl von etwa 300 Millionen. Die von ihnen gebildete Fläche wird als Respiratorische Fläche bezeichnet und beträgt ungefähr 200 m². Sie bestehen aus den kleinen Alveolarzellen (oder Pneumozyten Typ I), die weniger als 0,1 µm dick sein können und das Epithel der Alveolen bilden, und den großen Alveolarzellen (oder

---

4   Vgl. Wikipedia - Lunge 2012

Pneumozyten Typ II), die Surfactant produzieren. Surfactant reduziert die Oberflächenspannung und dient als Antiatelektasefaktor, d. h. er verhindert das Kollabieren der Lunge. Weiterhin finden sich noch Alveolarmakrophagen (Fresszellen), die aus dem Blut stammen und Staub phagozytieren (fressen) oder nach Blutungen Hämosiderin, ein Abbauprodukt des Blutfarbstoffes Hämoglobin, aufnehmen (Herzfehlerzellen). Zwischen Luft und Blut befindet sich eine dreischichtige Trennwand, die Blut-Luft-Schranke. Sie wird vom Epithel der Alveolen, der epithelialen und der endothelialen Basalmembran sowie dem Endothel der Kapillaren gebildet und ist zwischen 0,1 und 1,5 µm dick.

13. Welche Aussage ist dem Text zufolge richtig?
(A) Der rechte Lungenflügel besteht aus 10 Lungenlappen.
(B) Die Segmente 4 und 5 befinden sich beidseits im Mittellappen.
(C) Der linke Lungenflügel ist größer als der rechte.
(D) Das 6. Segment befindet sich beidseits im Unterlappen.
(E) Beidseits gibt es vier basale Unterlappensegmente.

14. Welche Aussage lässt sich nicht aus dem Text ableiten?
(A) Die Belüftung des rechten Lungenflügels ist in der Regel besser, als die des linken Lungenflügels.
(B) Das durchschnittliche Lungenvolumen eines Erwachsenen beträgt in etwa 5,5 Liter.
(C) Bei einem Kind mit Verdacht auf Aspiration sollte zuerst der linke Lungenflügel untersucht werden.
(D) Der Gasaustausch findet in den Alveolen statt.
(E) In Ruhe sind die Lungenränder ventral höher als dorsal.

15. Welche Aussage(n) lassen sich aus dem Text ableiten?
I. Der Gasaustausch findet in den Alveolen statt.
II. Das Epithel der Alveolen wird aus Pneumozyten Typ I gebildet.
III. Alveolarmakrophagen wandern aus dem Blut in die Lunge.

(A) Nur Aussage I lässt sich ableiten.
(B) Nur Aussage II lässt sich ableiten.
(C) Nur die Aussagen I und II lassen sich ableiten.
(D) Nur die Aussagen II und III lassen sich ableiten.
(E) Alle Aussagen lassen sich ableiten.

16. Welche Aussage lässt sich nicht aus dem Text ableiten?
(A) Die Lingulasegmente befinden sich im Oberlappen.
(B) Im linken Lungenflügel fehlt das mediobasale Mittellappensegment.
(C) Das 7. Segment wird auch als mediobasales Segment bezeichnet.
(D) Die rechte Lunge besteht aus drei Lungenlappen.
(E) Die Segmente 4 und 5 bilden rechts den Mittellappen.

17. Welche Aussage ist dem Text zufolge richtig?

(A) Der schräge Zwerchfellansatz führt dazu, dass die Lungenränder dorsal höher liegen als ventral.

(B) Der LBW ist beidseits gleich.

(C) Aufgabe des Bronchialbaums ist die Aufnahme von O_2 in das Blut und die Abgabe von CO_2 aus dem Blut.

(D) Die großen Alveolarzellen sind essentiell um ein Kollabieren der Lunge zu vermeiden.

(E) Pneumozyten Typ I produzieren Surfactant.

18. Welche Aussage(n) lassen sich aus dem Text ableiten?

 I. Herzfehlerzellen phagozytieren Hämosiderin.

 II. Die Blut-Luft-Schranke ist vierschichtig.

 III. Der Durchmesser einer Alveole beträgt circa 0,1 µm.

(A) Nur Aussage I lässt sich ableiten.

(B) Nur Aussage II lässt sich ableiten.

(C) Nur die Aussagen I und II lassen sich ableiten.

(D) Nur die Aussagen II und III lassen sich ableiten.

(E) Alle Aussagen lassen sich ableiten.

4. Das Herz – Anatomie[5]

Niveau: leicht – mittel

Die Gestalt des Herzens gleicht einem gut faustgroßen, abgerundeten Kegel, dessen Spitze nach unten und etwas nach links vorne weist. Das Herz sitzt beim Menschen in der Regel leicht nach links versetzt hinter dem Sternum (Brustbein), in seltenen Fällen nach rechts versetzt (sogenannte Dextrokardie), zumeist bei einem Situs inversus (spiegelverkehrter Organanordnung). Das gesunde Herz wiegt etwa 0,5% des Körpergewichts und durchschnittlich zwischen 300 und 350 g, wobei es bei dauerhafter Belastung vornehmlich mit der Vergrößerung schon bestehender Herzmuskelzellen reagiert: ab etwa 500 g, dem sogenannten kritischen Herzgewicht, erhöht sich das Risiko einer Mangelversorgung des nunmehr vergrößerten Herzens mit Sauerstoff, da die versorgenden Herzkranzgefäße nicht in gleichem Maße mitwachsen. Entgegen bisheriger Annahmen bildet der Mensch im Lauf seines Lebens neue Herzmuskelzellen, allerdings nur in begrenztem Maß. Im Alter von 25 Jahren beträgt die jährliche Regeneration etwa ein Prozent. Bis zum 75. Lebensjahr fällt sie auf 0,45 Prozent ab.

Das Herz beginnt sich beim Menschen schon in der dritten Schwangerschaftswoche zu bilden. Dazu lagern sich Angioblasten (Blutgefäßbildungszellen) vor und seitlich der Prächordalplatte an – der Beginn der Gefäßentwicklung (Vaskulogenese). Sie bilden zunächst mehrere kleinere Hohlräume (Sinus), die schließlich zum hufeisenförmigen Herzschlauch verschmelzen. Die Anlage wandert dann nach kaudoventral (nach unten und in Richtung Bauch). Um den Herzschlauch herum liegt embryonales Bindegewebe (Mesenchym) aus der Splanchopleura (Seitenplattenmesoderm), welches die Herzmuskulatur (Myokard) bildet. Das Epikard, der dünne Überzug des Herzens, entsteht aus Mesothelzellen.

Das Herz liegt innerhalb des Herzbeutels (Perikard) im Mediastinum. Seitlich grenzen, getrennt durch parietale und viszerale Pleura (Brustfell), die linke und rechte Lunge an das Herz. Unten sitzt das Herz dem Diaphragma (Zwerchfell) auf, das mit dem Herzbeutel verwachsen ist. Oberhalb teilt sich die Luftröhre (Trachea) an der Bifurcatio tracheae in die beiden Hauptbronchien auf, von denen der linke vom Aortenbogen überquert wird. Unterhalb dieser Aufteilung befindet sich der linke Herzvorhof. Wenn dieser krankhaft vergrößert ist, kann das zu einer Spreizung der Hauptbronchien führen, was sich im Röntgenbild als vergrößerter Winkel zwischen den Hauptbronchien darstellt. Der linke Vorhof steht außerdem an der Rückseite in direktem Kontakt mit der Speiseröhre. Vor dem Herzen befindet sich das Brustbein (Sternum). Das Herz liegt also praktisch direkt hinter der vorderen Leibeswand in Höhe der zweiten bis fünften Rippe. Die Herzbasis oben reicht nach rechts etwa zwei Zentimeter über den rechten Brustbeinrand hinaus. Unten kommt die Herzspitze knapp an eine gedachte senkrechte Linie heran, die durch die Mitte des linken Schlüsselbeins verläuft (linke Medioclavikularlinie).

Die Blutversorgung des Herzens erfolgt direkt aus der Aorta in der Diastole (in der Ruhephase der Herzkammer). Aus der Aorta ascendens, dem aufsteigenden Teil der Aorta, entspringen die rechte und linke Herzkranzarterie (Koronararterien). Sie versorgen den Herzmuskel selbst mit Blut. Die Herzkranzarterien sind sogenannte „funktionelle Endarterien". Dies bedeutet, dass eine einzelne Arterie zwar mit anderen Arterien verbunden ist (Anastomosen), dass diese Verbindungen jedoch zu schwach sind, um bei Mangelversorgung eine Durchblutung des Gewebes auf einem anderen Weg zu gewährleisten. Fällt also eine Arterie aufgrund einer Blockade oder einer anderen Störung aus, kommt es in dem von

---

5   Vgl. Wikipedia - Herz 2012

dieser Arterie versorgten Gebiet zu einem Absterben von Gewebe. Die linke Koronararterie (Arteria coronaria sinistra, left coronary artery, LCA) versorgt die Herzvorderseite. Sie teilt sich in einen Ramus interventricularis anterior (RIVA) und einen Ramus circumflexus (RCX). Die rechte Koronararterie (Arteria coronaria dextra, right coronary artery, RCA) gibt im vorderen Bereich die A. marginalis dexter ab, welche die freie Wand der rechten Herzkammer versorgt. Danach, am „Herzkreuz" (Crux cordis), teilt sie sich in den Ramus interventricularis posterior (RIVP) und den Ramus posterolateralis dexter (RPL). Die rechte Koronararterie versorgt auch wichtige Teile des Erregungssystems des Herzens (Sinusknoten und Atrioventrikularknoten).

19. Welche der Aussagen ist dem Text zufolge richtig?
(A) Herzmuskelzellen können nicht neu gebildet werden.
(B) Dextrokardie ist ein häufiges Phänomen.
(C) Das Epikard entsteht aus Angioblasten.
(D) Das Perikard umgibt das Herz.
(E) Das Sternum befindet sich direkt hinter dem Herzen.

20. Welche Aussage lässt sich nicht aus dem Text ableiten?
(A) Das durchschnittliche Herzgewicht liegt bei ungefähr 320 g.
(B) Der Atrioventrikularknoten wird von Ästen des RIVA versorgt.
(C) Die Teilung der Trachea in die Hauptbronchien wird als Bifurcatio bezeichnet.
(D) Das Herz befindet sich im Mediastinum.
(E) Die embryonale Entwicklung des Herzens beginnt bereits zwischen dem 14. und 21. Tag der Schwangerschaft.

21. Welche Aussage(n) zur Gefäßversorgung des Herzens lassen sich aus dem Text ableiten?
I. Aus der RCA gehen vor der A. marginalis dexter der RIVP und der RPL ab.
II. Zwischen Herzkranzgefäßen bestehen keine Anastomosen.
III. Die LCA teilt sich am Crux cordis in den RIVP und den RPL.

(A) Keine der Aussagen lässt sich ableiten.
(B) Nur Aussage I lässt sich ableiten.
(C) Nur Aussage II lässt sich ableiten.
(D) Nur die Aussagen I und II lassen sich ableiten.
(E) Nur die Aussagen II und III lassen sich ableiten.

22. Welche der Aussagen ist dem Text zufolge richtig?
(A) Die Vaskulogenese beginnt im Bereich der Prächordalplatte.
(B) Der Herzbeutel ist gegenüber dem Diaphragma frei beweglich.
(C) Der rechte Hauptbronchus wird vom Aortenbogen überquert.
(D) Die Speiseröhre hat direkten Kontakt zur linken Herzkammer.
(E) Die Herzspitze befindet sich im Bereich der rechten Medioclavikularlinie.

23. Welche Aussage lässt sich nicht aus dem Text ableiten?

(A) Ein Herzgewicht von 650 g ist kritisch.

(B) Das Herz befindet sich auf Höhe der zweiten bis fünften Rippe.

(C) Die LCA versorgt die Herzvorderseite.

(D) Eine Vergrößerung des linken Vorhofs kann zu einem spitzeren Winkel zwischen den Hauptbronchien führen.

(E) Die Herzkranzgefäße entspringen direkt aus der Aorta.

24. Welche Aussage(n) bezüglich der Entstehung des Herzens lassen sich aus dem Text ableiten?

I. Während der Entwicklung verändert das Herz seine Lage im Körper.

II. Das Myokard entwickelt sich aus embryonalem Bindegewebe.

III. Die Sinus entstehen aus Angioblasten.

(A) Keine der Aussagen lässt sich ableiten.

(B) Nur die Aussage I lässt sich ableiten.

(C) Nur Aussage II lässt sich ableiten.

(D) Nur die Aussagen I und II lassen sich ableiten.

(E) Alle Aussagen lassen sich ableiten.

5. Die Leber – Anatomie[6]

Niveau: leicht – mittel

Die menschliche Leber wiegt etwa 1500 bis 2000 g. Sie ist ein weiches, gleichmäßig strukturiertes Organ, das sich größtenteils im rechten Oberbauch befindet. Die Leber lässt sich in zwei große Leberlappen unterteilen. Die Grenze zwischen beiden liegt funktionell senkrecht im Bereich der Gallenblase und anatomisch am Ligamentum falciforme hepatis. Der rechte Leberlappen (Lobus dexter) liegt unter dem Zwerchfell und ist mit diesem teilweise verwachsen. Er ist größer als der linke Leberlappen (Lobus sinister), der bis in den linken Oberbauch reicht. Außerdem gibt es zwei weitere, kleinere Leberlappen, den quadratischen Lappen (Lobus quadratus) und den „geschwänzten" Lappen (Lobus caudatus). Die Leberlappen werden ferner nach Claude Couinaud in acht Segmente unterteilt. Die Segmente eins bis vier befinden sich im linken Lappen, die Segmente fünf bis acht im rechten. Durch die Aufzweigung der Pfortader werden diese acht Segmente der Leber horizontal in eine obere (kraniale) und eine untere (kaudale) Segmentgruppe eingeteilt.

Die Leber ist über mehrere Bänder in der Bauchhöhle befestigt. Diese Bänder stellen keine Bindegewebsstrukturen dar, sondern Doppelfalten (Duplikaturen) des Bauchfells (Peritoneum). Mit dem Zwerchfell ist der dorsale Leberrand über das Ligamentum coronarium verbunden. Das Ligamentum coronarium geht beidseits in das dreieckige Ligamentum triangulare dextrum (rechts) bzw. sinistrum (links) über. Auf der Zwerchfellseite zieht vom Ligamentum coronarium das Ligamentum falciforme hepatis („sichelförmiges Leberband") rechtwinklig zur Bauchseite (ventral). Das Ligamentum falciforme hepatis zieht ursprünglich bis zum Bauchnabel, denn es stellt beim Fetus das Gekröse der Nabelvene dar. Die Nabelvene selbst verschließt sich unmittelbar nach der Geburt und bleibt als rundlicher bindegewebiger Strang, Ligamentum teres hepatis, am freien Rand des Ligamentum falciforme hepatis erhalten. Zur Bauchhöhlenseite ist die Leber mit dem Magen und dem Duodenum über das kleine Netz (Omentum minus) verbunden. Die Appendix fibrosa fixiert den linken Leberlappen zusätzlich am Zwerchfell. An der Unterseite der Leber liegt die sogenannte Leberpforte (Porta hepatis), über die die Pfortader und Leberarterien in die Leber eintreten und die Lebergallengänge sie verlassen. Die Leberarterie (Arteria hepatica propria) transportiert das sauerstoffreiche Blut vom Herzen, die Pfortader führt Blut mit Nahrungsbestandteilen aus Magen und Darm, Abbauprodukten der Milz, sowie Hormonen der Bauchspeicheldrüse zur Leber. Dabei wird die Leber zu ca. 25% mit sauerstoffreichem Blut der Leberarterie und zu ca. 75% mit dem sauerstoffarmen Blut der Pfortader versorgt.

Histologisch ist die Leber in Leberläppchen (max. 1–2 mm) unterteilt. Diese sind im Anschnitt sechseckige Gebilde, die vorwiegend aus Leberzellen (Hepatozyten) bestehen. Die Hepatozyten haben meist mehrere Zellkerne und sind in Strängen angeordnet („Leberzellbalken"). An den Eckpunkten benachbarter Leberläppchen liegen die Periportalfelder. In diesen Feldern verläuft jeweils eine Arteria interlobularis (ein Ast der Arteria hepatica propria) eine Vena interlobularis (ein Ast der Pfortader) und ein Gallengang (Ductus biliferus). Diese drei Gefäße bezeichnet man als Glisson-Trias. Zwischen den Leberzellen liegen die erweiterten Kapillaren (Gefäßbett) der Leber (Lebersinusoide). Diese Sinusoide sind von einem diskontinuierlichen Endothel (Basallamina fehlt) ausgekleidet und enthalten spezielle Makrophagen, die Kupfferschen Sternzellen. Die Sinusoide transportieren das Blut der Pfortader zusammen mit dem Blut aus der Leberarterie durch die Leberläppchen in Richtung der Läppchenzentren, wo es jeweils von einer Zentralvene (Vena centralis) aufgenommen wird. Die Zentralvenen vereinigen sich zu größeren Venen (Venae sublobulares) und schließlich

---

6   Vgl. Wikipedia - Leber 2012

zur Lebervene (Vena hepatica), die dann direkt unter dem Zwerchfell in die Vena cava mündet. Den Spaltraum zwischen den Endothelzellen der Lebersinusoiden und den Leberzellen nennt man den Disse-Raum. Hier findet der eigentliche Stoffaustausch zwischen Blut und Hepatozyten statt. Im Disse-Raum befindet sich Blutplasma, weiterhin die sog. Ito-Zellen (= hepatische Sternzellen), die Vitamin A enthalten und der Fettspeicherung dienen. Außerdem gelten sie als Produzenten der intralobulären Bindegewebsfasern und erlangen pathophysiologische Bedeutung im Rahmen der Leberzirrhose.

25. Welche Aussage ist dem Text zufolge richtig?
(A) Die Leber besteht ausschließlich aus zwei Leberlappen.
(B) Der Lobus caudatus ist Teil des Lobus sinister.
(C) Anatomisch liegt die Grenze zwischen Lobus sinister und Lobus dexter im Bereich der Gallenblase.
(D) Die Pfortader teilt die Lebersegmente in eine kraniale und eine kaudale Segmentgruppe.
(E) Jeder Lobus enthält acht Segmente.

26. Welche Aussage lässt sich nicht aus dem Text ableiten?
(A) Die Kupfferschen Sternzellen befinden sich großteils im Disse-Raum.
(B) Ito- Zellen dienen unter anderem als Vitamin-A-Speicher.
(C) Die Lebervenen münden unterhalb des Zwerchfells in die Vena cava.
(D) Die Zentralvenen befinden sich im Zentrum der Leberläppchen.
(E) Das Omentum minus verbindet Leber mit Magen und Duodenum.

27. Welche Aussage(n) lassen sich aus dem Text ableiten?
I. Ein Ductus biliferus ist immer Bestandteil einer Glisson-Trias.
II. Das Blut der Leberläppchen fließt in die Venae sublobulares ab.
III. Die Basalmembran der Lebersinusoide enthält spezielle Makrophagen.

(A) Keine Aussage lässt sich ableiten.
(B) Nur Aussage I lässt sich ableiten.
(C) Nur Aussage II lässt sich ableiten.
(D) Nur die Aussagen I und II lassen sich ableiten.
(E) Alle Aussagen lassen sich ableiten.

28. Welche Aussage ist dem Text zufolge richtig?
(A) Die Leber ist über mehrere bindegewebige Bänder in der Bauchhöhle befestigt.
(B) Das Ligamentum falciforme ist das Überbleibsel der Nabelvene.
(C) Die Leber wird Großteils mit sauerstoffreichem Blut versorgt.
(D) Hormone der Bauchspeicheldrüse gelangen über die Arteria hepatica propria zur Leber.
(E) Das Ligamentum coronarium verbindet den hinteren Leberrand mit dem Zwerchfell.

29. Welche Aussage lässt sich nicht aus dem Text ableiten?
(A) Die Leber befindet sich im Oberbauch.
(B) An der Porta hepatis treten die Pfortader, die Arteria hepatica propria und die Gallengänge in die Leber ein.
(C) Die Appendix fibrosa dient der zusätzlichen Fixierung des Lobus sinister.
(D) Die Leberbänder sind Duplikaturen aus Peritoneum.
(E) Das Ligamentum falciforme zieht bis zum Bauchnabel.

30. Welche Aussage(n) lassen sich aus dem Text ableiten?

I. Das Ligamentum coronarium geht teilweise in das Ligamentum triangulare dextrum über.

II. Die Segmente eins bis vier befinden sich im Lobus dexter.

III. Die Vena portae mündet direkt in die Vena cava.

(A) Keine Aussage lässt sich ableiten.

(B) Nur Aussage I lässt sich ableiten.

(C) Nur Aussage III lässt sich ableiten.

(D) Nur die Aussagen I und II lassen sich ableiten.

(E) Alle Aussagen lassen sich ableiten.

6. Die Milz[7]

Niveau: leicht – mittel

Die Milz ist ein in den Blutkreislauf eingeschaltetes Organ des lymphatischen Systems und liegt in der Bauchhöhle nahe dem Magen. Die Milz hat drei grundlegende Aufgaben. Zum einen dient sie der Vermehrung der, zu den weißen Blutkörperchen gehörenden, Lymphozyten und spielt daher eine Rolle bei der Abwehr körperfremder Stoffe (Antigene). Zweitens ist sie ein wichtiger Speicherort für die ebenfalls zu den weißen Blutkörperchen zählenden Monozyten. Drittens werden in der Milz überalterte und in ihrer Verformbarkeit veränderte oder durch Membran- oder Enzymdefekte geschädigte Blutzellen, vor allem rote Blutkörperchen (Erythrozyten) und Blutplättchen (Thrombozyten), durch Makrophagen phagozytiert (gefressen) und abgebaut. Auch mit Antikörpern beladene Zellen, Mikroorganismen, Immunkomplexe, Fibrinmonomere, kolloidale und andere Partikel werden auf diese Weise ausgesondert. Darüber hinaus ist die Milz bei Föten und Kindern bis zum sechsten Lebensjahr wesentlich an der Bildung der roten Blutkörperchen beteiligt. Bei Erkrankungen des blutbildenden Knochenmarks kann die Milz auch im Alter wieder zu einem blutbildenden Organ werden.

Die Milz ist beim Menschen ein etwa 11 x 7 x 4 cm großes Organ (Masse 150–200 Gramm), das im linken Oberbauch unterhalb des Zwerchfells und oberhalb der linken Niere liegt. Bei Säugetieren kann die Milz erhebliche Ausmaße einnehmen, beim Pferd ist sie 50 cm lang. Sie ist das größte lymphoretikuläre Organ mesodermaler Herkunft, das in Segmente unterteilt ist. Die Milz wird von einer bindegewebigen, von Peritoneum (Bauchfell) bedeckten Kapsel umgeben, von der ein trabekuläres (balkenförmiges) Bindegewebsgerüst und einige glatte Muskelzellen in das Parenchym, das die Funktion ausübende Grundgewebe der Milz, die Milzpulpa, einstrahlen. Sie liegt also intraperitoneal.

Die Milz vereint in Bau und Struktur zwei Organe. Die weiße Pulpa, als Innenorgan, übernimmt als lymphatisches Organ immunologische Aufgaben. Die rote Pulpa entfernt schädliche Partikel aus dem Blut mittels ihrer Fresszellen (Phagozyten). Sie speichert auch weiße Blutkörperchen und Blutplättchen, welche sie ausschütten kann. Das dichtmaschige Retikulum enthält die makroskopisch weißlichen und in ihrer Gesamtheit als weiße Pulpa (Pulpa alba) bezeichneten Milzknötchen, auch bekannt als Malpighi-Körperchen. Es handelt sich dabei um Lymphfollikel, bestehend aus lymphatischem Gewebe mit B-Lymphozyten. Zudem gehören zur weißen Pulpa die um die Gefäße angeordneten periarteriellen lymphatischen Scheiden (PALS) mit T-Lymphozyten. Der Raum zwischen den Knötchen ist von einem weitmaschigen Retikulum ausgefüllt, das von Blut durchströmt und als rote Pulpa (Pulpa rubra) bezeichnet wird. In ihr werden gealterte rote Blutkörperchen (Erythrozyten) abgebaut, indem sie sich durch das enge bindegewebige Netzwerk der Milzstränge zwängen. Alte Erythrozyten sind nicht mehr so gut verformbar wie junge und verfangen sich in den Maschen. Schließlich werden sie von Makrophagen beseitigt. In den unter der Milzkapsel gelegenen Arealen der roten Pulpa werden Monozyten in größeren Zellansammlungen gespeichert.

Die Blutversorgung erfolgt über die am Hilus eintretende Arteria lienalis. Sie verzweigt sich in Trabekel- und Balkenarterien, aus denen die im Zentrum der Milzfollikel mündenden Zentralarterien hervorgehen. Die Vena splenica (auch Vena lienalis) führt das abfließende Blut über die Pfortader (Vena portae) zur Leber. Bei einigen Individuen (circa 15 Prozent) existieren neben der „Hauptmilz" eine oder mehrere Nebenmilzen (Splen accessorius). Das sind kleine knötchenförmige Organe aus Milzgewebe, mit gleichem Feinbau und Funktion.

---

7   Vgl. Wikipedia · Milz 2012

Sie befinden sich meistens in der Nähe der Milzpforte (Hilum splenicum), am Schwanz der Bauchspeicheldrüse, im Ligamentum gastrosplenicum (Band zwischen Magen und Milz) oder im großen Netz (Omentum majus). Klinisch relevant werden sie, wenn aufgrund einer Krankheit eine operative Entfernung der Milz (Splenektomie) nötig ist, da die Krankheit erst dann verschwindet, wenn sämtliche Milzen entfernt wurden. Die Milz ist generell jedoch ein Organ, das selten Probleme bereitet. Eine gefährliche Situation allerdings ist die Milz-ruptur beim stumpfen Bauchtrauma, Schuss-/ Stichverletzungen oder Rippenbrüchen links, da hierbei die Möglichkeit der Verblutung in die Bauchhöhle besteht und daher akut gehandelt werden muss.

31. Welche Aussage ist dem Text zufolge richtig?
(A) Über die Hälfte aller Menschen besitzen mehr als eine Milz.
(B) Die Milz liegt im linken Oberbauch zwischen Niere und Zwerchfell retroperitoneal.
(C) Die Größe der Milz bei den Säugetieren variiert nur wenig.
(D) In der roten Pulpa befinden sich zahlreiche Monozyten.
(E) Die Milz besteht nur aus Parenchym.

32. Welche Aussage lässt sich nicht aus dem Text ableiten?
(A) Splen accesorius befinden sich häufig im Ligamentum gastrosplenicum.
(B) Bei einem gesunden Erwachsenen erfüllt die Milz auch eine blutbildende Funktion.
(C) Makrophagen phagozytieren alte Erythrozyten in der Milz.
(D) Die Milz ist von Peritoneum überzogen.
(E) Das Milzparenchym wird auch als Milzpulpa bezeichnet.

33. Welche Aussage(n) lassen sich aus dem Text ableiten?
   I. Die Pulpa rubra besitzt ein dichtmaschigeres Retikulum als die Pulpa alba.
  II. Splen accesorius unterscheiden sich in Bau und Funktion von der Hauptmilz.
 III. Die Pulpa alba besteht zu großen Teilen aus Lymphozyten.

(A) Keine Aussage lässt sich ableiten
(B) Nur Aussage I lässt sich ableiten.
(C) Nur Aussage III lässt sich ableiten.
(D) Nur die Aussagen I und II lassen sich ableiten.
(E) Alle Aussagen lassen sich ableiten.

34. Welche Aussage ist dem Text zufolge richtig?
(A) Zu den weißen Blutkörperchen zählen nur B- und T-Lymphozyten.
(B) Die Pulpa alba dient der Erythrozytenselektion.
(C) Die Milz stammt in ihrer Entwicklung vom Mesoderm ab.
(D) Periarterielle Lymphatische Scheiden sind vornehmlich mit B-Lymphozyten besetzt.
(E) Eine Milz mit 300 g Masse liegt im Normbereich.

35. Welche Aussage lässt sich nicht aus dem Text ableiten?
(A) Die Milz hat ein Bindegewebiges Gerüst.
(B) Die Zentralarterien entspringen aus den Trabekelarterien.
(C) Splen accesorius können klinisch relevant werden.
(D) Eine Milzruptur kann lebensbedrohlich sein.
(E) Bei Malpighi-Körperchen handelt es sich um Lymphfollikel aus T-Lymphozyten.

36. Welche Aussage(n) lassen sich aus dem Text ableiten?

I.   Das venöse Blut der Milz fließt direkt in die Vena portae ab.
II. Nebenmilzen befinden sich selten im Omentum majus.
III. Die Milz spielt eine wichtige Rolle bei der Abwehr von Antigenen.

(A) Keine Aussage lässt sich ableiten.
(B) Nur Aussage I lässt sich ableiten.
(C) Nur Aussage III lässt sich ableiten.
(D) Nur die Aussagen I und II lassen sich ableiten.
(E) Alle Aussagen lassen sich ableiten.

7. Die Schilddrüse[8]

Niveau: leicht – mittel

Die menschliche Schilddrüse besteht aus zwei Lappen (Lobus dexter und Lobus sinister), die durch einen schmalen Streifen (Isthmus) verbunden sind. Dieser Isthmus befindet sich unmittelbar vor der Luftröhre (Trachea) unterhalb des Kehlkopfs (in Höhe der 2. bis 3. Knorpelspange). Die beiden Lappen der Schilddrüse lagern sich den Seitenflächen der Luftröhre auf, umgreifen diese und sind durch Bindegewebe an sie angeheftet. Die sehr variable Form der Schilddrüse ist am ehesten mit einem „H" vergleichbar, wobei die unteren Anteile der Längsbalken, die Unterhörner, kurz und breit sind, die oberen Anteile, die Oberhörner, dagegen lang und schmal sind sowie leicht auseinanderdriften. Durchschnittlich wiegt die Schilddrüse des Erwachsenen 18–60 g, beim Neugeborenen 2–3 g. Die Normalwerte für die Höhe und Dicke der Schilddrüsenlappen betragen 3–4 beziehungsweise 1–2 cm. Die Breite wird mit 7–11 cm angegeben. Hinsichtlich des Volumens gilt bei Frauen ein Gesamtvolumen der Schilddrüse von bis zu 18 ml und bei Männern von bis zu 25 ml noch als normal. Gewicht und Größe der Schilddrüse schwanken auch intraindividuell. So sind beispielsweise bei Frauen geringe zyklusabhängige Volumenveränderungen möglich.

Die Blutversorgung erfolgt durch die paarig angelegten Arterien Arteria thyroidea superior, aus der Arteria carotis externa und durch die Arteria thyroidea inferior aus dem Truncus thyrocervicalis der Arteria subclavia (bei Tieren als Arteria thyroidea cranialis und caudalis bezeichnet). Bei etwa fünf Prozent der Menschen existiert eine zusätzliche, unpaare Arteria thyroidea ima. Diese entspringt direkt dem Aortenbogen und erreicht die Schilddrüse am Isthmus oder an ihrem unteren Pol. Alle kleinen Äste der Arterien der Schilddrüse bilden innerhalb des Organs ein Geflecht. Nachdem das arterielle Blut die Schilddrüsenzellen passiert hat, sammelt es sich in kleinen Venen, die unterhalb der Schilddrüsenkapsel ein Geflecht bilden. Der venöse Abfluss erfolgt also hauptsächlich über einen Venenplexus (Plexus thyroideus impar), der über die Vena thyroidea inferior, in die Vena brachiocephalica mündet.

Die zwischen den Zellen der Schilddrüse befindliche Gewebsflüssigkeit (Lymphe) fließt über Lymphgefäße in Lymphknoten ab. Dieser lymphatische Abfluss der Schilddrüse wird über ein gut ausgebildetes System von Lymphgefäßen sichergestellt. Zwischen den einzelnen Lymphgefäßen und Lymphknoten bestehen viele Verzweigungen. Die Lymphgefäße münden im Wesentlichen in die regionären Lymphknoten, die vor allem entlang der großen Halsvenen (Jugularvenen) anzutreffen sind. Die Lymphe eines Seitenlappens kann über Lymphknoten, die sich vor der Luftröhre befinden, auch die nachgeschalteten Lymphknoten des anderen Schilddrüsenlappens erreichen. Dies ist für die Schilddrüsenchirurgie von Bedeutung, da auch Krebszellen sich über Lymphgefäße ausbreiten können. Die Schilddrüse wird von Nervenfasern des vegetativen Nervensystems versorgt (innerviert). Die sympathischen Fasern stammen aus dem Ganglion cervicale superius (Ganglion cervicale craniale), die parasympathischen Fasern kommen aus den Nervi laryngei des Nervus vagus.

Die Hauptfunktion der Schilddrüse besteht in der Jodspeicherung und Bildung der jodhaltigen Schilddrüsenhormone Thyroxin (Tetraiodthyronin, T4) und Triiodthyronin (T3) sowie des Peptidhormons Calcitonin. Die jodhaltigen Schilddrüsenhormone werden von den Follikelepithelzellen der Schilddrüse (Thyreozyten) gebildet und spielen eine wichtige Rolle für den Energiestoffwechsel und das Wachstum einzelner Zellen und des Gesamtorganismus. Calcitonin wird von den parafollikulären C-Zellen der Schilddrüse gebildet. Es hemmt den

---

8 Vgl. Wikipedia - Schilddrüse 2012

Knochenabbau durch Einbau von Calcium und Phosphat in den Knochen und durch Hemmung der Osteoklasten, die im aktivierten Zustand zu einer Verminderung der Knochensubstanz führen. Die Schilddrüse ist Ausgangspunkt für zahlreiche Erkrankungen, die unter anderem zu Störungen des Hormonstoffwechsels führen und eine Unter- oder Überfunktion der Schilddrüse (Hypothyreose bzw. Hyperthyreose) hervorrufen können. Der in der westlichen Welt häufig vorkommende Jodmangel kann einen Kropf (Struma) oder Knoten hervorrufen.

37. Welche Aussage ist dem Text zufolge richtig?

(A) Beim Volumen der Schilddrüse gibt es keine geschlechtsspezifischen Unterschiede.
(B) Die Schilddrüse befindet sich oberhalb des Kehlkopfes.
(C) Parasympathisch wird sie aus dem Ganglion cervicale craniale innerviert.
(D) Die Unterhörner der Schilddrüse sind in der Regel länger als die Oberhörner.
(E) Der Isthmus verbindet den Lobus dexter mit dem Lobus sinister.

38. Welche Aussage lässt sich nicht aus dem Text ableiten?

(A) Eine Schilddrüse mit einem Gewicht von 35 g liegt im Normbereich.
(B) Die Arteria thyroidea inferior entspringt aus der Arteria subclavia.
(C) Schilddrüsenkrebs breitet sich nur über Blutgefäße aus.
(D) Während der Regel kann das Volumen der Schilddrüse bei Frauen schwanken.
(E) Die Schilddrüse liegt vor der Trachea.

39. Welche Aussage(n) lassen sich aus dem Text ableiten?

I. Beim Großteil der Menschen wird die Schilddrüse von 5 Arterien versorgt.
II. Die Arteria thyroidea ima entspringt aus der Arteria carotis externa.
III. Ein Schilddrüsenlappen mit einer Dicke von 3,5 cm liegt im Normbereich.

(A) Keine Aussage lässt sich ableiten.
(B) Nur Aussage I lässt sich ableiten.
(C) Nur Aussage III lässt sich ableiten.
(D) Nur die Aussagen I und III lassen sich ableiten.
(E) Alle Aussagen lassen sich ableiten.

40. Welche Aussage ist dem Text zufolge richtig?

(A) T3 entspricht Thyroxin.
(B) T4 wird in den parafollikulären C-Zellen synthetisiert.
(C) Die parasympathische Innervation stammt aus dem Nervus vagus.
(D) Die Lymphgefäße münden in den Plexus thyroideus impar.
(E) Die Größe der Schilddrüse ändert sich im Erwachsenenalter nicht mehr.

41. Welche Aussage lässt sich nicht aus dem Text ableiten?

(A) Die Lymphe der Schilddrüse sammelt sich vornehmlich im Bereich der Jugularvenen.
(B) Die Schilddrüse kann Jod speichern.
(C) Calcitonin wird nicht in den Thyreozyten gebildet.
(D) Der Plexus thyroideus impar mündet direkt in die Vena brachiocephalica.
(E) Unter einer Hypothyreose versteht man eine Unterfunktion der Schilddrüse.

42. Welche Aussage(n) lassen sich aus dem Text ableiten?

I. Die parafollikulären C-Zellen haben Einfluss auf die Osteoklasten.

II. Durch zu wenig Calcitonin kann es zu Knochenabbau kommen.

III. Ein Struma kann durch Jodmangel verursacht werden.

(A) Keine Aussage lässt sich ableiten.

(B) Nur Aussage I lässt sich ableiten.

(C) Nur die Aussagen I und II lassen sich ableiten.

(D) Nur die Aussagen II und III lassen sich ableiten.

(E) Alle Aussagen lassen sich ableiten.

8. Der Thymus[9]
Niveau: mittel

Der Thymus oder Bries ist ein Organ des lymphatischen Systems von Wirbeltieren. Er befindet sich bei Säugetieren im vor dem Herz gelegenen Abschnitt des Mittelfells (Mediastinum), beim Menschen entsprechend oberhalb des Herzens. Mit dem Eintritt in die Geschlechtsreife bildet sich der Thymus physiologisch (regelhaft) zurück (Involution).

Der Thymus des Menschen ist ein zweilappiges Organ, wobei bei Neugeborenen jeder Lappen ca. 5 cm lang und 2 cm breit ist. Im Kleinkindesalter wächst der Thymus noch etwas, bis zur Pubertät behält er seine Größe, danach wird sein Gewebe mehr und mehr durch funktionsloses Fettgewebe ersetzt (Involution). Bei den übrigen Säugetieren unterscheidet man einen paarigen Halslappen (Lobus cervicalis), einen Übergangsteil (Isthmus) und einen unpaarigen Brustlappen (Lobus thoracicus). Bei Vögeln sind beidseits entlang des Halses mehrere kleine Thymuslappen ausgebildet.

Im Gegensatz zu den übrigen lymphatischen Organen, die ausschließlich aus dem Mesoderm hervorgehen, entwickelt sich der Thymus aus dem Meso-, dem Ento- und dem Ektoderm und wird daher als lymphoepitheliales Organ bezeichnet. Histologisch lassen sich im Thymus Läppchen (Lobuli thymici) mit Rinde und Mark unterscheiden. Besonders im Thymusmark befinden sich beim Menschen und den meisten anderen Wirbeltieren die für das lymphatische Gewebe des Thymus typischen Hassall-Körperchen. Im Thymus werden Thymozyten (Prä-T-Lymphozyten) in T-Lymphozyten (Synonym: T-Zellen) umgewandelt. Die Thymozyten wandern aus dem Knochenmark über die Blutbahn in die Läppchenrinde ein. Sie durchlaufen das Läppchen von außen nach innen und machen dabei eine Reifung durch.

Zunächst entstehen durch zufällige Rekombination Lymphozyten gegen alle möglichen Zielmoleküle. Eine Blut-Thymus-Schranke verhindert den Kontakt zu körperfremden Antigenen. Jene Klone von Lymphozyten, die körpereigene MHC-Moleküle erkennen können und damit funktionstüchtig sind, werden dann vermehrt – alle anderen Klone werden in den programmierten Zelltod (Apoptose) geschickt (positive Selektion). Das Erkennen der körpereigenen MHC-Moleküle in Kombination mit körperfremden Antigenen löst später die spezifische Immunabwehr aus. In einem zweiten Schritt werden jene T-Lymphozyten, die gegen körpereigene Antigene gerichtet sind und deshalb körpereigene Zellen attackieren würden, durch programmierten Zelltod aussortiert (negative Selektion). Dadurch haben T-Lymphozyten eine Selbsttoleranz gegenüber körpereigenem Gewebe, greifen dieses also nicht an. Dies ist von entscheidender Bedeutung um Autoimmunkrankheiten zu vermeiden. Vom Mark wandern die ausdifferenzierten T-Lymphozyten über das Blut in die sekundären lymphatischen Organe, wo sie sich bei Bedarf, das heißt, wenn ein entsprechendes Antigen in den Körper eingedrungen ist, vermehren. Da der Thymus der Primärentwicklung der T-Lymphozyten dient, wird er zusammen mit dem Bursaäquivalenten Organ, dem Knochenmark, als primäres oder zentrales lymphatisches Organ bezeichnet.

Nach der Ausbildung eines umfangreichen Reservoirs an, gegen spezifische Antigene gerichteten, T-Lymphozyten, ist der Thymus nicht mehr notwendig, denn die Vermehrung der einzelnen T-Lymphozyten-Klone erfolgt, falls entsprechende Antigene in den Körper gelangen, in den T-Lymphozyten-Regionen der sekundären lymphatischen Organe (z.B. Paracortex im Lymphknoten, PALS der Milz). Mit Einsetzen der Pubertät bildet sich der Thymus zurück (Involution), so dass bei Erwachsenen nur noch ein Thymusrestkörper, beim Menschen

---

9   Vgl. Wikipedia - Thymus 2012

auch als retrosternaler Fettkörper bezeichnet, übrig bleibt, der hauptsächlich aus Fett-gewebe besteht. Eine Entfernung des Thymus (Thymektomie) bei Föten oder sehr jungen Tieren oder Menschen führt dazu, dass kein funktionierendes Immunsystem aufgebaut wer-den kann, denn T-Lymphozyten spielen darin eine zentrale Rolle. Indikationen für eine Thy-mektomie (Entfernung des Thymus) beim erwachsenen Patienten sind unter anderem ein Thymom sowie eine Myasthenia gravis, bei der eine Entfernung des Thymus unter bestimm-ten Voraussetzungen den Krankheitsverlauf positiv beeinflussen kann.

43. Welche Aussage ist dem Text zufolge richtig?
(A) Der Thymus besitzt keine Rinde.
(B) Die meisten lymphatischen Organe entstehen ausschließlich aus dem Mesoderm.
(C) Der Thymus befindet sich in der Pleurahöhle.
(D) Der Thymus ist ein Leben lang aktiv.
(E) Der Thymus wird als sekundär lymphatisches Organ bezeichnet.

44. Welche Aussage lässt sich nicht aus dem Text ableiten?
(A) Der Thymus entsteht auch aus Anteilen des Ektoderms.
(B) Die Hasall-Körperchen befinden sich im Thymusmark.
(C) Thymozyten werden im Thymus gebildet.
(D) PALS der Milz zählt man zu den sekundär lymphatischen Organen.
(E) Der Thymus besteht meist aus zwei Lappen.

45. Welche Aussage(n) lassen sich aus dem Text ableiten?
  I. Der Thymus hat eine wichtige Schutzfunktion gegenüber Autoimmunkrankheiten.
 II. Beim Neugeborenen findet sich ein retrosternaler Fettkörper.
III. Ein Thymom ist keine Indikation für eine Thymektomie.

(A) Keine Aussage lässt sich ableiten.
(B) Nur Aussage I lässt sich ableiten.
(C) Nur Aussage III lässt sich ableiten.
(D) Nur die Aussagen I und II lassen sich ableiten.
(E) Alle Aussagen lassen sich ableiten.

46. Welche Aussage ist dem Text zufolge richtig?
(A) Nach der Pubertät beginnt der Thymus zu wachsen.
(B) Bei der Involution wird der Thymus Großteils in Muskelgewebe umgewandelt.
(C) Das Fehlen des Thymus hat keine Relevanz für die Gesundheit des Betroffenen.
(D) T-Lymphozyten die körpereigene MHC-Moleküle nicht erkennen werden in Apoptose geschickt.
(E) Das Knochenmark ist kein primär lymphatisches Organ.

47. Welche Aussage lässt sich nicht aus dem Text ableiten?
(A) Der Thymus ist ein lymphoepitheliales Organ.
(B) Eine Myasthenia gravis kann Indikation für eine Thymektomie sein.
(C) Lymphozyten sind tolerant für körpereigenes Gewebe.
(D) Ohne Thymus kann kein funktionierendes Immunsystem aufgebaut werden.
(E) Die negative Selektion ist der erste selektive Schritt in der Entwicklung der T-Lymphozyten im Thymus.

48. Welche Aussage(n) lassen sich aus dem Text ableiten?

I. Im Erwachsenenalter ist der Thymus nicht mehr unbedingt notwendig.

II. Nach der Involution erfolgt die Vermehrung der T-Lymphozyten in den sekundär lymphatischen Organen.

III. Die Involution beginnt mit Eintritt der Geschlechtsreife.

(A) Keine Aussage lässt sich ableiten.

(B) Nur Aussage III lässt sich ableiten.

(C) Nur die Aussagen I und III lassen sich ableiten.

(D) Nur die Aussagen II und III lassen sich ableiten.

(E) Alle Aussagen lassen sich ableiten.

9. Prokaryoten vs. Eukaryoten[10] [11]

Niveau: mittel

Im Laufe der Evolution haben sich zwei verschiedene Gruppen von Lebewesen gebildet, die sich durch die Struktur ihrer Zellen stark unterscheiden. Zum einen die Prokaryoten (altgriechisch pro = bevor, karyon = Kern), die aus simpel gebauten Zellen ohne Nucleus (Zellkern) bestehen, und zum anderen die Eukaryoten (altgriechisch eu = echt), die aus Zellen bestehen, die wesentlich komplexer strukturiert sind und einen Nucleus besitzen. Prokaryoten und Eukaryoten können sowohl als Einzeller als auch als Mehrzeller auftreten. Bei den Mehrzellern bilden Zellen sogenannte Zweckverbände. Meistens teilen sie sich Funktionen und sind daher oft einzeln nicht mehr lebensfähig, zusätzlich sind durch diese Spezialisierung in Vielzellern die Fähigkeiten einer einzelnen Zelle reglementiert.

Zu den Prokaryoten zählen die Bakterien und die Archaeen. Sie treten meist als einzellige Organismen auf. Zwischen prokaryotischen und eukaryotischen Zellen bestehen zahlreiche Unterschiede, zum einen bilden Prokaryoten seltener Kompartimente aus, zum anderen liegt die DNA frei im Zytoplasma vor und ist nicht durch Histone stabilisiert, ist also nicht in einem echten Chromosom organisiert. Sie ist auf engem Raum angeordnet und wird als Nucleoid bezeichnet. Das Genom (Erbinformation) besteht meist nur aus einem einzelnen DNA-Molekül, das in den meisten Fällen in sich geschlossen ist und als Bakterienchromosom bezeichnet wird. Prokaryoten zeichnen sich durch ein weites Spektrum physiologischer und ökologischer Typen aus. Einige sind unter extremen Bedingungen lebensfähig (Temperaturbereich bis über 100 °C; oxisches oder anoxisches Milieu; saures Milieu (pH-Wert 1-4); hohe hydrostatische Drücke (1000 bar)). Viele leben parasitär, symbiotisch oder saprovor, einige sind pathogen. Häufig enthalten Prokaryoten zusätzliche Erbinformation in Form von Plasmiden (extrachromosomale DNA-Elemente). Weiterhin besitzen Prokaryoten nur beschränkt die Fähigkeit, sich zu differenzieren.

Neben den Bakterien und Archaeen stellen die Eukaryoten eine weitere Domäne in der Systematik der Lebewesen dar. Unter der Bezeichnung Eukaryotische Zellen bzw. Euzyten werden alle Lebewesen mit einem Nucleus zusammengefasst. Die Unterscheidung zwischen prokaryotischen und eukaryotischen Zellen ist also allein der Existenz eines Nucleus geschuldet. Die Kernhülle des Nucleus besteht aus zwei Phospholipidmembranlagen mit Zwischenraum, ist typischerweise etwa 15 nm dick, und umgibt die in Chromosomen organisierte DNA. Eukaryotische Zellen im Gegensatz zu Prokaryoten sind wesentlich differenzierter. Ihre Vielzahl resultiert aus den sehr verschiedenen Funktionen, die sie zu erfüllen haben. Die Länge liegt zwischen einigen Mikrometern bis zu mehreren Zentimetern bei den Muskelzellen. Eine Sonderform nehmen die Neuronen ein. Sie reichen vom Rückenmark bis in die peripheren Extremitäten. Die mittlere Zellmasse der eukaryotischen Zellen beträgt etwa 2,5 ng. Sie haben meist einen Durchmesser von 10–30 μm. Ihr Volumen ist in der Regel um den Faktor 100–1000 größer als das der Prokaryoten. Für ein reibungsloses Funktionieren der zellulären Abläufe über größere Entfernungen innerhalb der Zelle ist ein höherer Organisationsgrad und eine Aufteilung des Zellraums in Kompartimente sowie Transport zwischen den Kompartimenten notwendig. Aus diesem Grund sind eukaryotische Zellen mittels Zellorganellen strukturiert, welche wie die Organe eines Körpers verschiedene Funktionen ausüben. Das namensgebende Organell ist der Zellkern mit dem Hauptanteil des genetischen Materials der eukaryotischen Zellen. Weitere DNA-Informationen und Gene kommen je nach Art in den Mitochondrien, Organellen, die durch chemische Reaktionen Energie zur

---

10   Vgl. Wikipedia - Zelle 2012
11   Vgl. Wikipedia - Eukaryoten 2012

Verfügung stellen, und Plastiden, Photosynthese treibende Organellen, vor. Dem intrazellulären Transport dienen die Organellen des Endomembransystems. Struktur und Form wird eukaryotischen Zellen durch das Zytoskelett verliehen, das auch der Fortbewegung dient. Es ist aus Mikrotubuli, Intermediärfilamenten und Mikrofilamenten aufgebaut. Einige Eukaryoten, beispielsweise Pflanzen und Pilze, haben auch Zellwände, die die Zellen außerhalb der Zytoplasmamembran einschließen und ihre Form bestimmen. Eine weitere Besonderheit der Eukaryoten liegt in der Proteinbiosynthese. Anders als Prokaryoten sind Eukaryoten in der Lage, mittels derselben DNA-Information durch alternatives Splicing, unterschiedliche Proteine zu synthetisieren.

49. Welche Aussage zur Erbinformation in Bakterien ist dem Text zufolge nicht zutreffend?

(A) Das gesamte Genom von Bakterien befindet sich im Bakterienchromosom.
(B) Das DNA-Molekül ist in den meisten Fällen in sich geschlossen.
(C) Die DNA wird nicht durch Histone stabilisiert.
(D) Extrachromosomale DNA Anteile werden als Plasmide bezeichnet.
(E) Die DNA wird nicht in Chromosomen organisiert.

50. Welche Aussage(n) lassen sich aus dem Text ableiten?

I. Die Einteilung in Prokaryoten und Eukaryoten erfolgt auf Basis des Vorhandenseins eines Zellkerns.
II. Die mittlere Zellmasse von Eukaryoten beträgt ca. 10-30 ng.
III. Die gesamte DNA eukaryotischer Zellen befindet sich im Zellkern.

(A) Keine Aussage lässt sich ableiten.
(B) Nur Aussage I lässt sich ableiten.
(C) Nur Aussage III lässt sich ableiten.
(D) Nur die Aussagen I und III lassen sich ableiten.
(E) Alle Aussagen lassen sich ableiten.

51. Welche Aussage(n) lassen sich aus dem Text nicht ableiten?

(A) Eukaryoten sind verglichen mit Prokaryoten deutlich differenzierter.
(B) Bei der Kernhülle handelt es sich um eine Doppelmembran.
(C) Formgebend bei prokaryotischen Zellen ist das Zytoskelett.
(D) Das Zytoskelett besteht unter anderem aus Mikrotubuli.
(E) Archaeen zählen zu den Kernlosen Lebewesen.

52. Welche Aussage ist dem Text zufolge richtig?

(A) Prokaryoten sind obligat einzellige Lebewesen.
(B) Bakterien besitzen Chromosomen.
(C) DNA ist bei Archaeen auf Histonen stabilisiert.
(D) Die Masse von Prokaryoten ist verglichen mit der von Eukaryoten ca. 100–1000-fach größer.
(E) Eukaryoten können einige Zentimeter lang werden.

53. Welche Aussage zu Prokaryoten ist dem Text zufolge falsch?

(A) Ihre DNA wird im Zytoplasma aufbewahrt.

(B) Sie können Ein- oder Vielzellig sein.

(C) Sie können unter extremen Bedingungen überleben.

(D) Auf den Chromosomen befindet sich der Großteil der Erbinformation.

(E) Auf Plasmiden befindet sich die extrachromosomale Erbinformation.

54. Welche Aussage(n) zu den Eukaryoten lassen sich aus dem Text ableiten?

I.   Das nukleäre Genom ist in Form von Chromosomen organisiert.

II. Im Nucleus befindet sich die gesamte Erbinformation.

III. Sie können mittels derselben DNA unterschiedliche Proteine bilden.

(A) Keine Aussage lässt sich ableiten.

(B) Nur Aussage I und II lassen sich ableiten.

(C) Nur Aussage I und III lassen sich ableiten.

(D) Nur Aussage II und III lassen sich ableiten.

(E) Alle Aussagen lassen sich ableiten.

10. Das Herz – Funktion[12]

Niveau: mittel

Aufbau und Struktur des Herzens werden von ihrer überragenden Hauptaufgabe bestimmt, die darin besteht, das Blut ständig durch die beiden Kreisläufe (Lungen- und Körperkreislauf) zu pumpen. Neben der Muskulatur, dem weitaus größten Teil der Gewebemasse des Herzens, besitzt das Herz ein sogenanntes Herzskelett. Es handelt sich hier um eine bindegewebige Struktur, die hauptsächlich aus den „Einfassungen" der Ventile besteht. Das Herzskelett hat drei wichtige Funktionen. Es dient dem Ansatz für die Muskulatur, als Ansatz für die Herzklappen (daher auch als Ventilebene bezeichnet) und der elektrischen Trennung von Vorhof- und Kammermuskulatur, um eine gleichzeitige Kontraktion (Anspannung der Muskulatur) zu verhindern.

Das Herzskelett ist ausschlaggebend für die Mechanik bei der Herzaktion. Aufgrund des Rückstoßes bei der Blutaustreibung ist die Herzspitze im Laufe des gesamten Herzzyklus relativ fixiert und bewegt sich kaum. Somit wird folglich bei einer Kontraktion der Kammermuskulatur (Systole) die Ventilebene nach unten in Richtung der Herzspitze gezogen. In der Erschlaffungsphase der Kammermuskulatur (Diastole) bewegt sich die Ventilebene wieder in Richtung Herzbasis. Bei der Senkung der Ventilebene wird somit zum einen das Blut aus der Kammer in den Kreislauf ausgeworfen zum anderen vergrößert sich auch der Vorhof. Es kommt zu einem Unterdruck, wodurch Blut aus den großen Venen in die Vorhöfe strömt. Bei der Erschlaffung der Kammermuskulatur hebt sich nun die Ventilebene, wodurch die Kammer passiv über die Blutsäule der Vorhöfe ausgedehnt wird und sich dadurch zu etwa 70–80% füllt. Die anschließende Kontraktion der Vorhöfe pumpt nun das restliche Blut in die Kammern und leitet somit einen neuen Herzzyklus ein. Die Vorhofkontraktion ist daher nicht zwingend für das Funktionieren des Herzens nötig, was sich auch daran zeigt, dass (im Gegensatz zum Kammerflimmern), Patienten mit Vorhofflimmern durchaus lebensfähig sind.

Damit sich die elektrische Erregung, die für die Herzaktion verantwortlich ist, über das Herz ausbreiten kann, sind die einzelnen Herzmuskelzellen über kleine Poren in ihren Zellmembranen miteinander verbunden. Über diese Gap Junctions fließen Ionen (geladene Teilchen) von Zelle zu Zelle. Dabei nimmt die Erregung am Sinusknoten im rechten Vorhof zwischen oberer Hohlvene und rechtem Herzohr ihren Ursprung, breitet sich erst über beide Vorhöfe aus und erreicht dann über den Atrioventrikularknoten (AV-Knoten), der sich in der Ventilebene befindet, die Herzkammern. In den beiden Herzkammern gibt es ein Erregungsleitungssystem zur schnelleren Fortleitung, das aus spezialisierten Herzmuskelzellen besteht. Diese Zellen bilden vom AV-Knoten ausgehend das His-Bündel, das das Herzskelett durchbohrt und sich in einen rechten und einen linken Tawara-Schenkel für die rechte und die linke Kammer aufteilt. Der linke Tawara-Schenkel teilt sich weiterhin in ein linkes vorderes und ein linkes hinteres Bündel. Die Endstrecke des Erregungsleitungssystems wird durch Purkinje-Fasern gebildet, die bis zur Herzspitze verlaufen, dort umkehren und direkt unter dem Endokard in der Arbeitsmuskulatur enden. Zum Teil können sie auch als „falsche Sehnenfäden" (Chordae tendineae spuriae) oder innerhalb der Moderatorbänder (Trabeculae septomarginales) durch die Lichtung der Kammer ziehen. Dieses System ermöglicht den Kammern, sich trotz ihrer Größe koordiniert zu kontrahieren.

Das Herz pumpt in Ruhe etwa das gesamte Blutvolumen des Körpers einmal pro Minute durch den Kreislauf, das sind etwa fünf Liter pro Minute. Bei körperlicher Belastung kann die Pumpleistung etwa auf das Fünffache gesteigert werden, wobei sich der Sauerstoffbedarf

---

12   Vgl. Wikipedia - Herz 2012

entsprechend erhöht. Diese Steigerung wird durch eine Verdoppelung des Schlagvolumens und eine Steigerung der Herzfrequenz um den Faktor 2,5 erreicht. Bei jeder Pumpaktion fördert jede Kammer ungefähr 70 Prozent ihres Füllungsvolumens, ca. 50–100 ml Blut. Die Herzfrequenz (Schläge/Minute) beträgt in Ruhe 50–80/min (bei Neugeborenen 120–160) und kann unter Belastung auf über 200/min ansteigen. Liegt ein zu langsamer Herzschlag vor (unter 60/min im Ruhezustand), wird von einer Bradykardie gesprochen, schlägt das Herz zu schnell (über 100/min im Ruhezustand), spricht man von Tachykardie.

55. Welche Aussage lässt sich aus dem Text ableiten?
(A) Der AV-Knoten befindet sich im rechten Vorhof.
(B) Vorhofkontraktionen sind zwingend für die Funktion des Herzens notwendig.
(C) Die Ausbreitung der elektrischen Erregung zwischen Herzmuskelzellen erfolgt über Gap-Junctions.
(D) Das Herz besteht nur aus Muskulatur.
(E) Kammer und Vorhofmuskulatur kontrahieren sich gleichzeitig.

56. Welche Aussage lässt sich nicht aus dem Text ableiten?
(A) Die Systole beschreibt die Kontraktion der Kammermuskulatur.
(B) Chordae tendinae spuriae sind nicht Teil des Erregungsleitungssystems.
(C) Eine erhöhte Pumpleistung des Herzens bedingt einen erhöhten Sauerstoffbedarf.
(D) Patienten mit Vorhofflimmern sind lebensfähig.
(E) Die Herzklappen sind am Herzskelett befestigt.

57. Welche Aussage(n) bezüglich der Herzaktion lassen sich aus dem Text ableiten?
I. Die Steigerung der Pumpleistung wird nur durch Erhöhung der Herzfrequenz erreicht.
II. Die Herzspitze ist während der Herzaktion ständig in starker Bewegung.
III. Durch Senkung der Ventilebene werden die Vorhöfe geleert.

(A) Keine der Aussagen lässt sich ableiten.
(B) Nur Aussage I lässt sich ableiten.
(C) Nur Aussage II lässt sich ableiten.
(D) Nur Aussage III lässt sich ableiten.
(E) Nur die Aussagen I und III lassen sich ableiten.

58. Welche Aussage bezüglich der Herzleistung lässt sich nicht aus dem Text ableiten?
(A) Im Mittel fördert jede Herzkammer pro Herzschlag circa 75 ml Blut.
(B) Das gesamte Blutvolumen des Körpers beträgt in etwa fünf Liter.
(C) Die Pumpleistung des Herzens kann auf das Fünffache gesteigert werden.
(D) Bei Neugeborenen beträgt der Ruhepuls 50–80/min.
(E) Die Herzfrequenz kann sich, im Vergleich zum Zustand in Ruhe, mehr als verdoppeln.

59. Welche Aussage ist dem Text zufolge richtig?
(A) Von Bradykardie spricht man bei einer Frequenz über 100/min.
(B) Das Herzskelett besteht aus Muskulatur.
(C) Die Tawara-Schenkel sind Teil des Herzskeletts.
(D) Die Purkinje-Fasern bilden den Beginn des Erregungsleitungssystems.
(E) Der Ursprung der elektrischen Erregung liegt im Sinusknoten.

60. Welche Aussage(n) lassen sich aus dem Text ableiten?

I. Die Vorhöfe pumpen durch Kontraktion den Großteil des Blutes aktiv in die Kammern.

II. Das Herzskelett dient der elektrischen Trennung von Vorhof und Kammer.

III. Kammerflimmern stellt keine lebensbedrohliche Situation dar.

(A) Nur Aussage I lässt sich ableiten.

(B) Nur Aussage II lässt sich ableiten.

(C) Nur die Aussagen I und II lassen sich ableiten.

(D) Nur die Aussagen I und III lassen sich ableiten.

(E) Alle Aussagen lassen sich ableiten.

11. Die Lunge – Funktion[13][14]

Niveau: mittel

Die Physiologie der Atmung ist geprägt durch verschiedene Atemgasvolumina der Luft in Lunge und Luftwegen. Atemluft (auch Atemzugvolumen, AZV) bezeichnet die je Atemzug eingeatmete und ausgeatmete (ventilierte) Menge Atemluft während der Ruheatmung (ca. 0,5 Liter). Das Atemzugvolumen kann bei willentlicher Ventilierung um 3 Liter erweitert werden, welche das Reservevolumen, auch Ergänzungsluft genannt, der Lunge zur Verfügung stellt. Je 1,5 Liter entfallen dabei auf das inspiratorische Reservevolumen (insp. R.) (durch Einatmung) und das exspiratorische Reservevolumen (exsp. R.) (durch Ausatmung). Zusammen ergeben Atemluft und Ergänzungsluft einen Vorrat von ungefähr 3,5 Litern, die der Mensch in einem Atemzug ventilieren kann. Diese Menge bezeichnet die Vitalkapazität (VC), wobei die Angabe eines "Normalwerts" für die Vitalkapazität kaum möglich ist, da diese von verschiedenen Parametern, wie Alter, Geschlecht, Körpergröße, Körperposition und Trainingszustand abhängig ist. Nach maximaler Ausatmung, d. h. auch des exspiratorischen Reservevolumens, verbleiben noch circa 1,5 Liter Luft als Residualvolumen in Atemwegen und Lunge, die nicht aktiv abgeatmet werden können. Vitalkapazität und Residualvolumen (RV) zusammengenommen ergeben damit die Totalkapazität. Das funktionelle Residualvolumen (fRV) bezeichnet das Luftvolumen, das beim normalen Atmen in der Lunge verbleibt also die Summe aus exspiratorischem Reservevolumen und Residualvolumen.

Das Atemzeitvolumen ist das Luftvolumen, das in einer bestimmten Zeitspanne eingeatmet und ausgeatmet wird. Es wird in l/min gemessen und definiert sich als Atmungsfrequenz multipliziert mit dem Atemzugvolumen. In Ruhe liegt es bei ungefähr 7,5 l/min. Der Atemgrenzwert (auch Minutengrenzwert) ist das bei maximalem Atemzugvolumen und maximaler Frequenz pro Minute ventilierbare Atemluftvolumen. Der Atemgrenzwert beträgt in der Regel 120 bis 170 Liter pro Minute.

Die Einsekundenkapazität (SK) ist dasjenige Volumen, das innerhalb einer Sekunde aus maximaler Inspirationslage (Atemzugvolumen + inspiratorisches Reservevolumen) forciert ausgeatmet werden kann. Die Messung der SK ist eine einfache Methode um eine obstruktive Lungenfunktionsstörung zu erfassen. Man unterscheidet hierbei die absolute von der relativen SK. Die absolute SK (Forciertes Exspiratorisches Volumen in 1 Sekunde: FEV1) wird in Volumeneinheiten, beispielsweise in Liter, angegeben. Die individuellen Messwerte werden in Abhängigkeit von Alter, Geschlecht, Größe und Gewicht in Beziehung zu Sollwert-Standard-Tabellen gesetzt. Die relative SK (FEV1%VC), auch Tiffeneau-Test genannt, wird in Prozent der inspiratorisch gemessenen Vitalkapazität (FEV1%IVC) oder der bei forcierter Exspiration gemessenen Vitalkapazität (FEV1%FVC) angegeben. Die relative SK darf nur zur Beschreibung einer Obstruktion, das heißt einer Verengung im Bereich des Bronchialbaums, benutzt werden, wenn die VC im Normbereich liegt, und beträgt in der Regel 75 Prozent. Wenn bei schwerer Obstruktion, wie beispielsweise bei einer COPD (chronic obstructive pulmonary disease), aufgrund der vermehrten Atemarbeit auch die VC eingeschränkt ist, wird die relative SK falsch normal berechnet. In solchen Fällen muss die absolute SK zur Beurteilung herangezogen werden. Der Nachteil der SK-Messung ist die Abhängigkeit von der Patientenmitarbeit.

Bei der obstruktiven Lungenfunktionsstörung ist der Atemwegswiderstand erhöht. Verursacht werden kann dies durch Sekret oder Fremdkörper in den Atemwegen (zum Beispiel

---

13   Vgl. Wikipedia - Inspiratorisches Reservevolumen 2012
14   Vgl. Wikipedia - Lungenfunktion 2012

bei chronischer Bronchitis), durch einengenden Druck von außen (zum Beispiel Tumor oder Ödeme) oder durch Emphyseme (Lungenüberblähung). Die Obstruktive Lungenfunktionsstörung zeigt sich im Tiffeneau-Test durch forcierte Exspiration, wobei das Forcierte Exspiratorische Sekundenvolumen (FEV1) erniedrigt ist, die Forcierte Vitalkapazität (FVC) aber gleich bleibt. Ebenso kann ein erhöhtes Residualvolumen sowie eine verminderte Vitalkapazität bei länger andauernder Obstruktion diagnostiziert werden. Krankheitsbilder die eine Obstruktive Ventilationsstörung verursachen sind Asthma, chronische Bronchitis sowie COPD und Fremdkörperaspiration.

61. Welche der Aussagen ist dem Text zufolge richtig?
(A) Die Vitalkapazität ist eine konstante Größe.
(B) Das inspiratorische Reservevolumen beträgt in etwa 3 Liter.
(C) Die Vitalkapazität umfasst das gesamte Volumen der Lunge.
(D) Bei einem Atemzeitvolumen von 7,5 Litern/min und normaler Ruheatmung kann von einer Atemfrequenz von 15 ausgegangen werden.
(E) Das funktionelle Residualvolumen entspricht der Vitalkapazität.

62. Welche der Aussage lässt sich nicht aus dem Text ableiten?
(A) Das Atemzeitvolumen kann sich aus der Ruhe heraus um etwa das 20-fache steigern.
(B) AZV + insp. R. + exsp. R. entsprechen der VC.
(C) Die Differenz zwischen der VC und dem fRV entspricht dem AZV + insp. R.
(D) Die absolute SK wird in Volumen/Sekunde angegeben.
(E) Bronchitis verursacht eine erniedrigte FEV1.

63. Welche Aussage(n) lassen sich aus dem Text ableiten?
I. Die FEV1 beträgt in der Regel die Hälfte der VC.
II. In Ruhe wird in etwa das halbe Lungenvolumen ventiliert.
III. Die Differenz zwischen der fRV und der RV ist das exsp. R.

(A) Keine der Aussagen lässt sich ableiten.
(B) Nur Aussage I lässt sich ableiten.
(C) Nur Aussage III läst sich ableiten.
(D) Nur die Aussagen I und II lassen sich ableiten.
(E) Nur die Aussagen II und III lassen sich ableiten.

64. Welche Aussage ist dem Text zufolge richtig?
(A) Der Tiffeneau-Test ist unabhängig von der VC.
(B) Wenn die SK erniedrigt ist, ist der Atemwegswiderstand erhöht.
(C) Vorteil der SK ist, dass sie auch am bewusstlosen Patienten durchführbar ist.
(D) Die absolute SK ist bei COPD Patienten mit erniedrigter VC keine Alternative zur Diagnose obstruktiver Lungenerkrankungen.
(E) Die Lungenvolumina sind unabhängig von der Körperposition.

65. Welche der Aussagen lässt sich nicht aus dem Text ableiten?
(A) Die maximale SK entspricht AZV + insp. R. + RV.
(B) Der Atemgrenzwert beschreibt das maximale Atemzeitvolumen.
(C) Bei einer obstruktiven Lungenerkrankung erniedrigt sich die FEV1.
(D) Das AZV beträgt im Schnitt um die 0,5 Liter.
(E) Die Totalkapazität entspricht VC + RV.

66. Welche Aussage(n) lassen sich aus dem Text ableiten?

I. Die forcierte Vitalkapazität verändert sich beim Tiffeneau-Test bei einer obstruktiven Lungenerkrankung in der Regel nicht.

II. Asthma kann zu einer erniedrigten SK führen.

III. Das RV entspricht ungefähr einem Drittel der Totalkapazität.

(A) Keine der Aussagen lässt sich ableiten.

(B) Nur Aussage I lässt sich ableiten.

(C) Nur Aussage II lässt sich ableiten.

(D) Nur die Aussagen I und II lassen sich ableiten.

(E) Alle Aussagen lassen sich ableiten.

12. Das Pankreas – Funktion[15]

Niveau: mittel

Die Bauchspeicheldrüse, das Pankreas, ist ein quer im Oberbauch liegendes Drüsenorgan der Wirbeltiere. Die von ihr gebildeten Verdauungsenzyme werden über ein oder zwei Ausführungsgänge (Papilla duodeni major und Papilla duodeni minor) in den Zwölffingerdarm abgegeben. Sie ist daher eine exokrine Drüse (exokrin „nach außen abgebend"), in diesem Falle in den Verdauungstrakt. Diese Verdauungsenzyme spalten Eiweiße, Kohlenhydrate und Fette der Nahrung im Darm in ihre Grundbestandteile und zerkleinern sie damit in eine von der Darmschleimhaut resorbierbare (aufnehmbare) Größe. Darüber hinaus werden in der Bauchspeicheldrüse Hormone gebildet, die direkt an das Blut überführt werden. Damit ist sie gleichzeitig auch eine endokrine Drüse (endokrin „nach innen abgebend"). Dieser endokrine Anteil des Pankreas sind die Langerhans-Inseln, die vor allem für die Regulation des Blutzuckerspiegels (über die Hormone Insulin und Glucagon) sowie von Verdauungsprozessen verantwortlich sind.

Als exokrine Drüse ist die Bauchspeicheldrüse eine rein seröse Drüse und die wichtigste Verdauungsdrüse. Sie produziert beim Menschen täglich etwa 1,5 l Sekret. Ihre Acinuszellen werden durch die Hormone Sekretin und Cholecystokinin (auch Pankreozymin genannt) oder parasympathisch durch den Nervus vagus zur Abgabe des Verdauungssaftes (auch als Pankreassaft bezeichnet) angeregt. Die Zusammensetzung des Bauchspeicheldrüsensekrets hängt von der Art der aufgenommenen Nahrung ab. Das Bauchspeicheldrüsensekret enthält die Vorstufen eiweißspaltender Enzyme (Trypsinogen, Chymotrypsinogen, Procarboxypeptidasen, Proelastase), das stärkespaltende Enzym α-Amylase, Ribo- und Desoxyribonukleasen und zur Fettspaltung dienende Enzyme (Lipasen). Viele Enzyme liegen bei der Produktion in der Drüse in einer inaktiven Form vor, um eine Selbstverdauung des Organes zu vermeiden. Sie werden erst am Wirkort, dem Dünndarm, durch limitierte Proteolyse am Enterozytensaum zu ihrer Wirkform aktiviert.

Neben dieser exokrinen Drüsenfunktion werden vom endokrinen Drüsenanteil auch Hormone direkt ins Blut abgegeben: ungefähr 2% der Zellen sind inselförmig zusammengefasst und werden als Langerhans-Inseln bezeichnet. Ihre Zellen sind für die Produktion der Pankreashormone zuständig, wobei in den α-Zellen Glucagon, in den β-Zellen Insulin, in den δ-Zellen Somatostatin, den PP-Zellen das Pankreatische Polypeptid und den ε-Zellen das Ghrelin synthetisiert wird. Insgesamt befinden sich etwa eine Million Inseln in einem gesunden Pankreas. Als endokrine Drüse ist die Bauchspeicheldrüse sehr gefäßreich.

Der wichtigste direkte Reiz zur Ausschüttung des Insulins aus der β-Zelle ist ein steigender Blutzuckerspiegel (ab ca. 5 mmol Glucose/l Blut). Daneben wirkt die Anwesenheit verschiedener Aminosäuren, freier Fettsäuren und einiger Hormone stimulierend auf die Insulinfreisetzung. Durch die Hormone Gastrin, Sekretin, GIP und GLP-1 wird die β-Zelle ebenfalls angeregt, Insulin auszuschütten; sie sind sogar für den Großteil der Insulinausschüttung nach Nahrungsaufnahme verantwortlich. Die Insulinausschüttung erfolgt oszillierend, das heißt alle drei bis sechs Minuten wird Insulin schubweise in die Blutbahn abgegeben.

Der genaue Freisetzungsmechanismus von Insulin ist inzwischen restlos geklärt. Hierbei setzt das Eindringen eines Glucose-Moleküls in die β-Zelle eine Wirkungskette in Gang. Nachdem die Glucose durch den GLUT2-Transporter in die Zelle gelangt ist, wird sie durch die Glykolyse verstoffwechselt. Das dabei entstehende ATP hemmt den Ausstrom von

---

15 Vgl. Wikipedia - Insulin 2012

Kalium-Ionen (Kaliumionengleichrichterkanäle). So kommt es durch den stark verminderten Kaliumausstrom zur Depolarisation, weil die Stabilität des Membranpotentials nicht weiter durch Kaliumausstrom erhalten wird. Das depolarisierte Membranpotential bewirkt eine Öffnung spannungsabhängiger Calcium-Kanäle. Der Einstrom der Calciumionen ist der entscheidende Reiz für die Verschmelzung der insulinhaltigen Vesikel mit der Zellmembran. Die gespeicherten Insulinmoleküle werden durch Verschmelzen der Membranen (Exozytose) aus den β-Zellen in den Extrazellularraum und weiter in den Blutkreislauf freigesetzt. Der Insulinspiegel im Blut steigt an.

67. Welche Aussage ist dem Text zufolge richtig?
(A) Das gesamte Pankreas ist eine rein seröse Drüse.
(B) Die Abgabe von Verdauungssäften des Pankreas in den Dünndarm wird als endokrin bezeichnet.
(C) Die Verdauungsenzyme werden als inaktive Vorstufen produziert.
(D) Lipasen sind stärkespaltend.
(E) Der Pankreassaft hat immer dieselbe Zusammensetzung.

68. Welche Aussage kann nicht aus dem Text abgeleitet werden?
(A) Acinuszellen werden parasympathisch durch Sekretin zur Produktion des Pankreassaftes angeregt.
(B) Die Verdauungsenzyme dienen der Zerkleinerung der Nahrung in ihre Grundbestandteile.
(C) Der exokrine Teil des Pankreas produziert jeden Tag mehr als einen Liter Sekret.
(D) Der endokrine Teil des Pankreas befindet sich in den Langerhans'schen Inseln.
(E) Insulin wird in den β-Zellen produziert.

69. Welche Aussage(n) lassen sich aus dem Text ableiten?
I. Endokrine Drüsen sind in der Regel schlecht mit Gefäßen versorgt.
II. Der Enterozytensaum dient unter anderem der Aktivierung der Verdauungsenzyme.
III. Für die Insulin-Exozytose ins Blut sind Calciumionen erforderlich.

(A) Nur Aussage I lässt sich ableiten.
(B) Nur Aussage II lässt sich ableiten.
(C) Nur die Aussagen I und II lassen sich ableiten.
(D) Nur die Aussagen II und III lassen sich ableiten.
(E) Alle Aussagen lassen sich ableiten.

70. Welche Aussage kann nicht aus dem Text abgeleitet werden?
(A) Insulin wird nicht konstant ans Blut abgegeben.
(B) Ghrelin wird in den Langerhans'schen Inseln produziert.
(C) Der wichtigste Faktor für die Insulinausschüttung ist der Blutzuckerspiegel.
(D) Gastrin bewirkt eine Insulinausschüttung.
(E) Der GLUT2-Transporter befördert ATP aktiv in die Zelle.

71. Welche Aussage ist dem Text zufolge richtig?

(A) Desoxyribonukleasen dienen der Fettspaltung.

(B) Der Großteil der Zellen des Pankreas sind endokrin aktiv.

(C) Kaliumausstrom führt zur Depolarisation der Zellmembran.

(D) Insulin wird in Vesikeln gespeichert.

(E) Das Pankreas befindet sich im Unterbauch.

72. Welche Aussage(n) lassen sich aus dem Text ableiten?

I. Die Produktion inaktiver pankreatischer Verdauungsenzyme dient dem Schutz des Pankreas.

II. Der endokrine Teil des Pankreas besteht aus Acinuszellen.

III. Gastrin hat keinen Einfluss auf die Regulation des Blutzuckerspiegels.

(A) Keine der Aussagen lässt sich ableiten.

(B) Nur Aussage I lässt sich ableiten.

(C) Nur Aussage II lässt sich ableiten.

(D) Nur die Aussagen I und II lassen sich ableiten.

(E) Alle Aussagen lassen sich ableiten.

13. Insulin[16] [17]

Niveau: mittel

Die Bauchspeicheldrüse erzeugt in den β-Zellen der Langerhans'schen Inseln das Hormon Insulin. Insulin erhöht in der Muskulatur und im Fettgewebe die Permeabilität (Durchlässigkeit) der Zellmembran für Glucose (Zucker). Dabei ist zu beachten, dass nicht die Membran selbst permeabler wird, sondern dass vermehrt Carrier-Proteine für Glucose aktiviert werden. Dieses Carrier-Protein ist GLUT4, ein hochaffiner, insulinabhängiger Glucose-Transporter, welcher die Glucose durch erleichterte Diffusion (passiver Transport) in die Zelle transportiert. In den Zellen wird die Glucose dann zur Energiegewinnung der Glykolyse zugeführt. Nervenzellen (und Erythrozyten) nehmen Glucose insulinunabhängig über GLUT1 und GLUT3 auf. Bei einer Insulinüberdosis nehmen die insulinabhängigen Zellen mehr Glucose auf und für die insulinunabhängigen bleibt weniger übrig. Im Allgemeinen besteht daher bei einer Hypoglykämie, das heißt bei einer Unterzuckerung, die Gefahr, dass das auf Glucose angewiesene Nervensystem beschädigt wird, da es nicht wie andere Gewebe im menschlichen Körper Fettsäuren oder Proteine verstoffwechseln kann.

Insulin bewirkt darüber hinaus in Leber und Muskulatur die Speicherung von Glucose in Form von Glykogen (in der Leber Aufnahme über GLUT2). Insgesamt können so 400–450 g Glucose im Körper gespeichert werden (ein Drittel in der Leber und zwei Drittel in der Muskulatur). Ferner hemmt Insulin die Gluconeogenese in der Leber, das heißt die Neubildung von Glucose aus organischen Nicht-Kohlenhydratvorstufen wie Pyruvat und Oxalacetat. Insulin ist daher für die Regulation des Blutzuckerspiegels, der in engen Grenzen (ca. 80–120 mg/dl oder 4,5–6,7 mmol/l) gehalten werden muss, essenziell. Selbst in langen Nüchternperioden, das heißt ohne Nahrung, bleibt der Blutzuckerspiegel auf normalem Niveau. Dafür sorgt vor allem die Leber, die einerseits das Glykogen wieder aufspaltet und ins Blut freisetzt und andererseits die Gluconeogenese ungebremst von Insulin ständig Glucose neu bildet. Wenn die insulinproduzierenden β-Zellen nicht mehr genug oder gar kein Insulin mehr herstellen oder aufgrund von z.B. Entzündungen oder Operationen nicht mehr vorhanden sind, fehlt sowohl die Aufnahme von Glucose in die Zellen als auch die Hemmung der Zuckerneubildung in der Leber (diese kann täglich bis zu 500 Gramm Traubenzucker produzieren). Diese Neubildung erklärt auch das Ansteigen des Blutzuckerspiegels beim Diabetiker beispielsweise am frühen Morgen im nüchternen Zustand, das sogenannte Dawn-Phänomen. Bei zu niedrigen Insulinspiegeln werden zusätzlich die Energiereserven des Fettgewebes mobilisiert (Lipolyse). Dabei kommt es zum Anstieg nicht nur der Glucosekonzentration im Blut, sondern auch von drei noch kleineren Molekülen, den sogenannten Ketonkörpern. Diese sind ebenfalls Energieträger. Zwei davon sind schwache Säuren. Bei einem drastischen Insulinmangel kann deren Konzentration so stark steigen, dass es zu einer gefährlichen Übersäuerung des Blutes kommt, der sogenannten Ketoazidose. Es stehen Teststreifen zur Verfügung, um einen dieser Ketonkörper, das Aceton, im Urin zu messen. Schwere Entgleisungen können so von den Betroffenen selbst erkannt und behandelt werden. Die Bestimmung, und damit auch die Verordnung und Vorhaltung von entsprechenden Teststreifen, ist nur bei Typ-1-Diabetes relevant, da ein solch ausgeprägter Insulinmangel bei Typ-2-Diabetikern nur nach jahrzehntelangem Krankheitsverlauf und dann auch nur sehr selten auftreten kann.

---

16   Vgl. Wikipedia - Insulin 2012
17   Vgl. Wikipedia - Diabetes mellitus 2012

Ein Maß für die Insulineigenproduktion ist das sogenannte C-Peptid. Das C-Peptid ist ein Teil des Proinsulins und wird in gleicher Menge wie Insulin aus der Bauchspeicheldrüse abgegeben. Da das C-Peptid-Molekül wesentlich stabiler als das Insulinmolekül ist (die Halbwertszeit des Letzteren beträgt wenige Minuten), ist es laborchemisch einfacher zu erfassen. Die Messung des C-Peptids hilft eingeschränkt bei der Unterscheidung des Typs I (C-Peptid durch zunehmenden Verlust der β-Zellen geringer bis nach Monaten bis Jahren nicht mehr vorhanden) von Typ II (C-Peptid durch Hyperinsulinismus zunächst erhöht oder auch normal, allerdings bei langer Krankheitsdauer ebenfalls erniedrigt bis nicht mehr nachweisbar).

73. Welche Aussage bezüglich Insulin ist dem Text zufolge richtig?
(A) Insulin erhöht den aktiven Transport von Glucose mittels GLUT4 in Muskel- und Fettzellen.
(B) Der Stoffwechsel von Erythrozyten ist abhängig von Insulin.
(C) Insulin kann in zu hohen Mengen zu einer Unterversorgung von Nervenzellen mit Glucose führen.
(D) Insulin wird in den Langerhans'schen Inseln der Leber gebildet.
(E) Insulin wird unabhängig vom C-Peptid gebildet.

74. Welche Aussage lässt sich nicht aus dem Text ableiten?
(A) GLUT4 ist ein insulinabhängiges Carrier-Protein.
(B) Das Nervensystem ist auf Glucose angewiesen.
(C) Ein Blutzucker von 100 mg/dl liegt im Normalbereich.
(D) Um den Blutzuckerspiegel zu regulieren muss dem Körper Glucose zugeführt werden.
(E) Der Körper kann knapp ein halbes Kilo Glucose speichern.

75. Welche Aussage(n) lassen sich aus dem Text ableiten?
I. Die Bildung von Zucker in der Leber kann durch Insulin unterdrückt werden.
II. Ein Insulinmangel kann zu einer Übersäuerung des Blutes führen.
III. Insulinmangel führt zu Lipolyse.

(A) Nur Aussage I lässt sich ableiten.
(B) Nur die Aussagen I und II lassen sich ableiten.
(C) Nur die Aussagen I und III lassen sich ableiten.
(D) Nur die Aussagen II und III lassen sich ableiten.
(E) Alle Aussagen lassen sich ableiten.

76. Welche Aussage ist dem Text zufolge richtig?
(A) Der Großteil des Glykogens im Körper befindet sich in der Leber.
(B) Oxalacetat kann zur Bildung von Zucker in der Leber verwendet werden.
(C) GLUT4 ist ein niederaffiner Glucose-Transporter.
(D) Aceton ist ein Abbauprodukt der Glucose.
(E) Unter Hypoglykämie versteht man einen erhöhten Blutzucker.

77. Welche Aussage lässt sich nicht aus dem Text ableiten?

(A) Die Gefahr einer Ketoazidose ist bei Typ-2 Diabetes höher als bei Typ-1.

(B) Bei Ketonkörpern handelt es sich um Energieträger.

(C) Der morgendlich erhöhte Nüchternblutzucker bei Diabetes-Patienten wird als Dawn-Phänomen bezeichnet.

(D) Ein Blutzucker von 5,2 mmol/l liegt im Normalbereich.

(E) GLUT2 kommt in der Leber vor.

78. Welche Aussage(n) lassen sich aus dem Text ableiten?

  I. Das C-Peptid hat eine längere Halbwertszeit als Insulin.

 II. Das C-Peptid ist nur bei Typ-1 Diabetikern erniedrigt.

III. Bei erhöhten Acetonwerten im Urin besteht keine Gefahr für eine Ketoazidose.

(A) Keine Aussage lässt sich ableiten.

(B) Nur Aussage I lässt sich ableiten.

(C) Nur Aussage III lässt sich ableiten.

(D) Nur die Aussagen I und II lassen sich ableiten.

(E) Alle Aussagen lassen sich ableiten.

14. Das Rückenmark – Anatomie[18]

Niveau: mittel

Das Rückenmark des Menschen reicht beim Ungeborenen vom Foramen magnum (großes Hinterhauptjoch) des Schädels bis zum Kreuzbein, beim Säugling bis zu den unteren Lendenwirbeln (L4-L5), beim Erwachsenen endet es auf Höhe des ersten bis zweiten Lendenwirbelkörpers (L1–L2). Dies erklärt sich dadurch, dass die Wirbelsäule im Laufe der menschlichen Entwicklung schneller gewachsen ist als das Rückenmark und daher das Längenwachstum des Rückenmarks hinter dem der Wirbelsäule zurückbleibt (sogenannter Ascensus medullae spinalis, „Aufstieg des Rückenmarks"). Durch dieses Phänomen müssen die Wurzeln der Spinalnerven, da sie trotz des Ascensus dennoch aus „ihrem" ursprünglichen Zwischenwirbelloch austreten, einen nach kaudal (unten) hin immer länger werdenden Weg innerhalb des Wirbelkanals zurücklegen, bevor sie ihn verlassen können. Ab dem 1. Lendenwirbel (L1) verlaufen daher nur noch die Wurzeln der Spinalnerven im Wirbelkanal abwärts. Sie bilden zusammen die Cauda equina („Pferdeschweif").

Die Form des Rückenmarks ähnelt einem langen Strang, der an zwei Stellen deutlich verdickt ist. An der Intumescentia cervicalis und an der Intumescentia lumbosacralis (intumescentia [lat.] = Anschwellung). Die Verdickungen kommen dadurch zustande, dass in diesen Bereichen jene Spinalnerven das Rückenmark verlassen, die die Arme und Beine innervieren, was eine größere Anzahl von Nervenzellen erfordert als beispielsweise die Innervation des Rumpfes. Nach unten hin läuft das Rückenmark spitz als Markkegel (Conus medullaris) aus und setzt sich in den etwa 1 Millimeter dicken Endfaden (Filum terminale) fort, der nur noch Gliazellen enthält und beim Menschen an der Hinterfläche des zweiten Steißwirbels befestigt ist. Das Rückenmark ist wie das Gehirn von Gehirn-Rückenmarks-Flüssigkeit (Liquor cerebrospinalis) umgeben. Bei der Lumbalpunktion kann so durch Einstich auf Höhe des 3./4. Lendenwirbelkörpers (L3-L4) Liquor entnommen und/oder Medikamente injiziert werden ohne das Rückenmark zu verletzen.

Die Rückenmarkshäute (Meninges medullae spinalis) verhalten sich prinzipiell wie die Hirnhäute, die das Gehirn umgeben. Auch hier unterscheidet man die äußere Dura mater (harte Hirnhaut), die mittlere Arachnoidea (Spinnengewebshaut) und die direkt dem Rückenmark anliegende Pia mater. Im Vergleich zur häutigen Umhüllung im Bereich des Gehirns gibt es zwei bauliche Besonderheiten. Zum einen ist die Dura mater nicht mit dem Wirbelkanal verwachsen, so dass zwischen Knochen und Dura mater ein mit Binde- und Fettgewebe ausgefüllter Raum ausgebildet ist, der sogenannte Epiduralraum bzw. Periduralraum, in dem ein dichter Venenplexus liegt. In den Epiduralraum lassen sich Lokalanästhetika applizieren und damit die austretenden Nerven ausschalten (Periduralanästhesie). Zwischen dem Schädel und der Dura mater ist ein vergleichbar angelegter Raum aufgrund der Verwachsungen nicht vorhanden. Eine zweite bauliche Besonderheit sind segmentale Brücken zwischen Pia und Dura mater, das sogenannte Ligamentum denticulatum („gezahntes Band"). Diese in Aufsicht dreieckigen Strukturen dienen der stabilisierenden Aufhängung des Rückenmarks im mit Liquor cerebrospinalis gefüllten Subarachnoidalraum (Raum zwischen Arachnoidea und Pia mater).

Die Blutversorgung des Rückenmarks wird von drei Arterien garantiert. Vorn die Arteria spinalis anterior, hinten zwei Arteriae spinales posteriores. Diese drei Arterien entspringen im Halsbereich beidseits aus den seitlich in der Wirbelsäule verlaufenden Arteriae vertebrales. Im Thorax- und Lendenbereich (Brust- und Hüftbereich) erhalten sie segmentale Zuflüsse

---

18   Vgl. Wikipedia - Rückenmark 2012

aus den Interkostal- (Arteriae intercostales posteriores) und den Lendenarterien (Arteriae lumbales). Die größte und wichtigste Segmentarterie ist die Adamkiewicz-Arterie (Arteria radicularis magna), die in der Regel zwischen dem 9. und 12. Brustsegment liegt. Ein Verschluss dieses Gefäßes ist besonders folgenreich für die Blutversorgung des thorakalen und lumbalen Rückenmarks. Im Bereich zwischen dem 4. und dem 6. Brustwirbel ist die Ausbildung von solchen Zuflüssen gering, sodass bei einem Gefäßverschluss dieser Abschnitt besonders gefährdet ist, einen Rückenmarksinfarkt zu erleiden. Das venöse Blut wird über zwei große Venen abtransportiert, die teilweise parallel zu den Arterien verlaufen: Vena spinalis anterior und Vena spinalis posterior.

79. Welche Aussage lässt sich nicht aus dem Text ableiten?
(A) Die Wurzeln der Spinalnerven bilden die Cauda equina.
(B) Die thorakale Blutversorgung des Rückenmarks erfolgt segmental.
(C) Das Rückenmark reicht beim erwachsenen Menschen vom Foramen magnum bis zum Kreuzbein.
(D) Das Rückenmark wächst langsamer als die Wirbelsäule.
(E) Spinalnerven treten aus Zwischenwirbellöchern aus.

80. Welche Aussage ist dem Text zufolge richtig?
(A) Oberhalb von L1 besteht keine Gefahr bei einer Punktion das Rückenmark zu verletzen.
(B) Liquor cerebrospinalis kann nicht aus dem Rückenmarkskanal gewonnen werden.
(C) Die Dura mater bildet sowohl mit dem Schädelkochen als auch mit dem Wirbelkanal einen Epiduralraum aus.
(D) Der Filum terminale entspringt aus dem Markkegel.
(E) Die Cauda equina beginnt auf Höhe L3–L4.

81. Welche Aussage(n) lassen sich aus dem Text ableiten?
I. Periduralanähtesie erfolgt mittels Lokalanästhetika im Subarachnoidalraum.
II. Der Ascensus medullae spinalis ist ein Wachstumsprozess im Jugendalter.
III. Der Filum terminale hängt lose im Wirbelkanal.

(A) Keine Aussage lässt sich ableiten.
(B) Nur Aussage I lässt sich ableiten.
(C) Nur Aussage II lässt sich ableiten.
(D) Nur die Aussagen I und II lassen sich ableiten.
(E) Alle Aussagen lassen sich ableiten.

82. Welche Aussage lässt sich nicht aus dem Text ableiten?
(A) Die Pia mater liegt dem Rückenmark direkt auf.
(B) Die Lumbalpunktion dient der Entnahme von Liquor cerebrospinalis.
(C) Die Innervation der Rumpfmuskulatur ist komplexer als die der Extremitäten.
(D) Der Querschnitt des Rückenmarks kann in seinem Verlauf schwanken.
(E) Der Filum terminale besteht ausschließlich aus Gliazellen.

83. Welche Aussage ist dem Text zufolge richtig?

(A) Der Liquor wird aus dem Periduralraum gewonnen.

(B) Zwischen Dura mater und Wirbelkanal befindet sich ein Venenplexus.

(C) Die Arteria radicularis magna ist von entscheidender Bedeutung für die Versorgung des Rückenmarks im Halsbereich.

(D) Das Ligamentum denticulatum verbindet Pia mater und Arachnoidea.

(E) Das Längenwachstum von Rückenmark und Wirbelsäule im frühen Kindesalter gleichen sich.

84. Welche Aussage(n) lassen sich aus dem Text ableiten?

I. Rückenmarkshäute unterscheiden sich grundsätzlich von Hirnhäuten.

II. Das Ligamentum denticulatum hat keine mechanische Funktion.

III. Die Blutversorgung des Rückenmarks erfolgt je nach Höhe aus unterschiedlichen Arterien.

(A) Keine Aussage lässt sich ableiten.

(B) Nur Aussage I lässt sich ableiten.

(C) Nur Aussage III lässt sich ableiten.

(D) Nur die Aussagen I und III lassen sich ableiten.

(E) Alle Aussagen lassen sich ableiten.

15. Das Rückenmark – Feinbau[19]

Niveau: mittel

Das Rückenmark besteht aus grauer Substanz und weißer Substanz. Die graue Substanz besteht überwiegend aus Nervenzellkörpern (Perikaryen), die weiße Substanz aus Axonen (Nervenzellfortsätze) über die Informationen aus der Zelle an andere Zellen übertragen werden. Jedes Neuron besitzt immer nur ein Axon.

Die graue Substanz hat im Rückenmarksquerschnitt die Form eines Schmetterlings. Den vorderen, breiteren Flügelteil nennt man Vorderhorn (Cornu anterius), den hinteren, schmaleren Teil Hinterhorn (Cornu posterius). Im Bereich des Thorakal- und Lumbalmarks befindet sich zwischen Vorder- und Hinterhorn das kleinere Seitenhorn (Cornu laterale). Die beiden Schmetterlingsflügel werden durch eine Querverbindung (Commissura grisea) miteinander verbunden. In der Mitte der Commissura grisea verläuft der Canalis centralis, der mit Liquor gefüllt ist und den inneren Liquorraum des Rückenmarks darstellt. Die graue Substanz kann in zehn Schichten (lateinisch laminae) eingeteilt werden. Die Laminae I–VII befinden sich im Hinterhorn, die Laminae VIII und IX im Vorderhorn. Die Lamina X bildet die Commissura grisea. Funktionell können einzelne Nervenkerne unterschieden werden.

Das Seitenhorn wird von den Zellkörpern vegetativer Neurone gebildet und gehört zum Sympathikus. Seine efferenten (ausgehenden) Fasern verlassen das Rückenmark über die Vorderwurzel, ziehen zum Grenzstrang (paravertebrale Ganglien) und werden zum Teil dort auf das zweite Neuron verschaltet. Der Rest zieht zu den prävertebralen Ganglien, um dort verschaltet zu werden. Sympathisch-afferente (eingehende) Fasern gelangen aus der Peripherie über der Hinterwurzel zum Seitenhorn. An selber Stelle wie im Thorakal- und Lumbalmark liegen im Sakralmark Zellkörper parasympathischer Neurone, allerdings ohne ein erkennbares Seitenhorn zu bilden. Die Axone dieser Zellen ziehen als Nervi splanchnici pelvici ohne weitere Verschaltung zu den, in den Zielorganen befindlichen, intramuralen Ganglien.

In der weißen Substanz des Rückenmarks verlaufen aufsteigende (meist sensible) Bahnen, die zum Gehirn ziehen und absteigende (meist motorische) Bahnen, die vom Gehirn kommen. Ursache für die weiße Farbe ist die Myelinisierung der Axone. Eine der wichtigen aufsteigenden Bahnen ist die Hinterstrangbahn, die die epikritische Sensibilität und Informationen der Tiefensensibilität jeweils der gleichen Körperseite in die Medulla oblongata (Hirnstamm) leitet. Die Perikaryen der in der Hinterstrangbahn verlaufenden Axone liegen in den Spinalganglien. Es erfolgt keine Umschaltung im Hinterhorn, dafür aber in der Medulla oblongata, im Nucleus gracilis für Informationen der unteren Körperhälfte und im Nucleus cuneatus (Nucleus = Kern) für die der oberen Körperhälfte.

Der Hinterstrang lässt sich in einen Fasciculus cuneatus und Fasciculus gracilis unterteilen, die Fasern enden jeweils an den entsprechenden, gleichnamigen Kernen. Kurz nach der Umschaltung auf das zweite Neuron im Hirnstamm kreuzen die Fasern auf die Gegenseite. Diese Kreuzung ist namensgebend für das lemniskale System. Der Tractus spinothalamicus (sensibles anterolaterales Bahnsystem oder Vorderseitenstrangbahn) leitet Impulse der protopathischen Sensibilität (grobe Druck-, Temperatur- und Schmerzempfindung) von den Zellen des Hinterhorns bis zum Thalamus im Gehirn. Er bildet das Extralemniskale Bahnsystem. Die Fasern kreuzen bereits auf Höhe des Ursprungssegmentes auf die andere Seite. Der Tractus spinocerebellaris (Kleinhirnseitenstrangbahn) entspringt vor allem aus dem Nucleus dorsalis des Hinterhorns und endet im Kleinhirn. Er verläuft effektiv ungekreuzt und

---

19 Vgl. Wikipedia – Rückenmark 2012

leitet propriozeptive (= Informationen über Lage und Stellung von Gelenken, Muskeln, Sehnen) Informationen.

Wichtige absteigende Bahnen sind die Pyramidenbahn (Tractus corticospinalis), die vom motorischen Cortex der Großhirnrinde bis ins Vorderhorn reicht und die willkürliche Motorik steuert und die als extrapyramidal bezeichneten Bahnen, zu denen man alle motorischen Bahnen, die nicht zur Pyramidenbahn gehören, zählt. Zu Ihnen gehören unter anderem der Tractus rubrospinalis, der Tractus vestibulospinalis, der Tractus reticulospinalis und der Tractus tectospinalis. Sie alle enden ebenfalls im Vorderhorn.

85. Welche Aussage ist dem Text zufolge richtig?
(A) Perikaryen befinden sich großteils in der weißen Substanz.
(B) Neuronen besitzen mehrere Nervenzellfortsätze.
(C) Im Sakralmark finden sich sympathische Neuronen.
(D) Die Commisura grisea befindet sich im Cornu anterius.
(E) Der innere Liquorraum des Rückenmarks befindet sich in der Commissura grisea.

86. Welche Aussage lässt sich nicht aus dem Text ableiten?
(A) Die aufsteigenden Bahnen des Hinterstrangs sind meist sensibel.
(B) Der Fasciculus gracilis wird im Nucleus gracilis in der Medulla oblongata umgeschaltet.
(C) Die aufsteigenden Bahnen des Tractus spinothalamicus kreuzen in der Medulla oblongata.
(D) Afferente sympathische Nervenfasern gelangen über die Hinterwurzel ins Rückenmark.
(E) Die Nervenzellkörper der Hinterstrangbahnaxone befinden sich im Spinalganglion.

87. Welche Aussage(n) lassen sich aus dem Text ableiten?
I. Temperaturinformationen werden über extralemniskale Bahnsysteme geleitet.
II. Der Tractus rubrospinalis endet im Vorderhorn.
III. Die Nervi splanchnici pelvici ziehen direkt zu den intramuralen Ganglien.

(A) Keine der Aussagen lässt sich ableiten.
(B) Nur Aussage I lässt sich ableiten.
(C) Nur die Aussagen I und II lassen sich ableiten.
(D) Nur die Aussagen II und III lassen sich ableiten.
(E) Alle Aussagen lassen sich ableiten.

88. Welche Aussage ist dem Text zufolge richtig?
(A) Das Cornu anterius ist schmaler als das Cornu posterius.
(B) Im Cornu laterale befinden sich sympathische Neuronen.
(C) Cornu posterius und Cornu ventrale besitzen gleich viele Laminae.
(D) Die Nervi splanchnici pelvici entstammen dem Lumbalmark.
(E) Alle sympathischen Fasern werden in paravertebralen Ganglien umgeschaltet.

89. Welche Aussage lässt sich nicht aus dem Text ableiten?

(A) Die helle Farbe der weißen Substanz wird durch die Myelinisierung der Axone verursacht.

(B) Der Tractus corticospinalis ist Teil des extrapyramidalen motorischen Systems.

(C) Der Nucleus cuneatus verarbeitet Informationen aus der oberen Körperhälfte.

(D) Lage und Stellung von Gelenken gehört zu den propriozeptiven Informationen.

(E) Der Tractus spinocerebellaris verläuft ungekreuzt.

90. Welche Aussage(n) lassen sich aus dem Text ableiten?

I. Der Tractus spinocerebellaris zieht vom Nucleus dorsalis zum Kleinhirn.

II. Der Nucleus cuneatus befindet sich im Hirnstamm.

III. Epikritische Informationen kreuzen erst auf Höhe der Medulla oblongata.

(A) Keine Aussage lässt sich ableiten.

(B) Nur Aussage II lässt sich ableiten.

(C) Nur die Aussagen I und II lassen sich ableiten.

(D) Nur die Aussagen II und III lassen sich ableiten.

(E) Alle Aussagen lassen sich ableiten.

16. Der Hoden[20]
Niveau: mittel

Der Hoden ist ein paarig angelegtes, inneres, männliches Geschlechtsorgan. Er gehört, wie der Eierstock der weiblichen Individuen, zu den sogenannten Keimdrüsen (Gonaden) und produziert die Samenfäden (Spermien). Zudem werden im Hoden männliche Geschlechtshormone (Androgene), vor allem das Testosteron, gebildet. Die Hoden entstehen bei Wirbeltieren embryonal in der Bauchhöhle, wandern aber dann im Rahmen der Entwicklung in den Hodensack (Scrotum). Bleibt dieser Abstieg (Descensus testis) aus spricht man von Kryptorchismus.

Der Hoden des Mannes besitzt etwa 350 Hodenläppchen. Die Hodenläppchen enthalten jeweils zwei bis vier gewundene Samenkanälchen (Tubuli seminiferi contorti), die das Hodenparenchym darstellen. Sie sind etwa 50 bis 80 cm lang und haben einen Durchmesser von 150 bis 300 µm. Ihre Wand besteht aus einer Bindegewebshülle mit kontraktionsfähigen Myofibroblasten, einer Basalmembran und dem Keimepithel (Epithelium spermatogenicum). Dieses Epithel besteht aus Samen- oder Keimzellen (Cellulae spermatogenicae) und Sertoli-Zellen. Aus den Keimzellen bilden sich die Spermien (Spermatogenese). Da die Spermatogenese die wichtigste Aufgabe des Hodens darstellt, sind die Keimzellen auch mengenmäßig am häufigsten im Hoden vorhanden. Bei der Spermienbildung werden die aufeinanderfolgenden Entwicklungsstadien der Keimzellen (Spermatogonien → Spermatozyten → Spermatiden → Spermien) allmählich in Richtung Lumen transportiert. Die Spermienbildung dauert 64 Tagen beim Mensch, anschließend ist aber eine weitere Reifung in den Nebenhoden notwendig, damit die Spermien befruchtungsfähig werden. Diese dauert beim Mensch 8 bis 17 Tage. Pro Ejakulation werden beim Mann etwa 200 bis 300 Millionen Spermien aus dem Nebenhoden freigesetzt. Bei häufigerer Ejakulation sinkt die Spermienmenge, da die tägliche Spermienbildungskapazität begrenzt ist. Sie ist proportional zur Hodenmasse und zur Zahl der Sertoli-Zellen und beträgt beim Mann zwischen 45 und 200 Millionen Spermien pro Tag.

Die hormonelle Steuerung des Hodens erfolgt durch die stoßweise Sekretion des, von Nervenzellen in der Eminentia mediana im Hypothalamus gebildeten, Gonadoliberins (GnRH). GnRH wirkt allerdings nicht direkt auf den Hoden, sondern regt die Bildung der Hormone LH und FSH im Hypophysenvorderlappen an. Die Ausschüttung dieser Hormone wird über einen negativen Rückkopplungsmechanismus auch vom Hoden selbst gesteuert: die FSH-Sekretion wird durch das von den Sertoli-Zellen produzierte Inhibin B, die GnRH-Sekretion durch das von den Leydig-Zellen produzierte Testosteron gehemmt. Die saisonalen Schwankungen der Größe und Aktivität der Hoden bei vielen Tieren werden durch Unterdrückung der GnRH-Sekretion während der Fortpflanzungsruhe unter dem Einfluss der Tageslichtlänge vermittelt.

LH bindet an einen Membranrezeptor der Leydig-Zellen und induziert damit die Synthese von Androgenen. Dabei wird Cholesterin schrittweise, unter anderem über Pregnenolon und Progesteron, zu Testosteron umgesetzt, wobei zwei verschiedene Synthesewege (Δ4 und Δ5) möglich sind. Die LH-Wirkung auf die Leydig-Zellen wird durch Prolactin potenziert, bei einer Überproduktion von Prolaktin (zum Beispiel bei einem Prolaktinom) kommt es jedoch durch Herabregulation der LH-Rezeptoren zu einer Hemmung der Testosteronproduktion. Auch in der Nebennierenrinde kann LH die Bildung von Androgenen induzieren, das dort gebildete Dehydroepiandrosteron gelangt über das Blut in den Hoden und kann dort als Testosteron-Vorläufer genutzt werden. Etwa 97% der Androgene werden im Hoden gebildet (beim Mann etwa 7 mg/Tag), der verbleibende Teil in den Nebennieren. Androgene

---

20 Vgl. Wikipedia - Hoden 2012

wirken auf das Keimepithel und werden, an ein Protein gebunden (Sexualhormon-binden-des-Protein), über das Blut auch zu ihren anderen Zielorganen transportiert. FSH bindet an entsprechende Rezeptoren der Sertoli-Zellen. Sowohl FSH als auch das Testosteron steuern die Spermatogenese. FSH leitet die Spermatogenese ein, Testosteron fördert die mitotischen und meiotischen Zellteilungen und damit die Bildung von Spermatozyten aus den Spermatogonien, während FSH wiederum die endgültige Reifung der Spermatiden zu Spermien bewirkt.

91. Welche Aussage ist dem Text zufolge richtig?
(A) Der Hoden befindet sich in der Bauchhöhle.
(B) Der Hoden besteht aus mehreren Millionen Tubuli seminiferi contorti.
(C) Spermatogonien sind die Endstufe der Spermatogenese.
(D) GnRH wirkt direkt am Hoden auf die Testosteronproduktion ein.
(E) Bei Kryptorchismus verlief der Descensus testis nicht regelrecht.

92. Welche Aussage lässt sich nicht aus dem Text ableiten?
(A) Die Spermienbildungskapazität ist begrenzt.
(B) Männer mit kleinerer Hodenmasse haben durchschnittlich eine geringere Spermienproduktion.
(C) Die Entwicklung befruchtungsfähiger Spermien dauert beim Menschen 64 Tage.
(D) Durchschnittlich produziert ein erwachsener Mann am Tag circa 120 Millionen Spermien.
(E) Sertoli-Zellen sind Teil des Keimepithels.

93. Welche Aussage(n) lassen sich aus dem Text ableiten?
I. GnRH fördert die Bildung von LH am Hypophsyenvorderlappen.
II. Sertoli-Zellen können die FSH-Sekretion in der Hypophyse hemmen.
III. Circa 0,21 mg Androgene werden pro Tag in den Nebennieren gebildet.

(A) Keine Aussage lässt sich ableiten.
(B) Nur Aussage I lässt sich ableiten.
(C) Nur die Aussagen I und II lassen sich ableiten.
(D) Nur die Aussagen II und III lassen sich ableiten.
(E) Alle Aussagen lassen sich ableiten.

94. Welche Aussage ist dem Text zufolge richtig?
(A) Sertoli-Zellen sind die zahlenmäßig größte Zellart des Hodens.
(B) Der Großteil der Androgene wird in den Nebennieren gebildet.
(C) Dihydroepiandrosteron kann nicht zu Testosteron umgewandelt werden.
(D) Die Tubuli seminiferi contorti bestehen unter anderem aus Myofibroblasten.
(E) Testosteron entsteht direkt aus Cholesterin.

95. Welche Aussage lässt sich nicht aus dem Text ableiten?
(A) Der Hoden eines Mannes besitzt ungefähr 350 Hodenläppchen.
(B) Die GnRH-Produktion kann durch Leydig-Zellen vermindert werden.
(C) Der Hoden nimmt über eine negative Rückkopplung Einfluss auf seine Regulation.
(D) Bei Tieren wie beim Menschen hat der Hoden stets ein konstantes Aktivitätslevel.
(E) Die LH-Wirkung auf Leydig-Zellen kann durch Prolaktin verstärkt werden.

96. Welche Aussage(n) lassen sich aus dem Text ableiten?

I. Die Reifung von Spermatiden zu Spermien ist unabhängig von FSH.

II. Ein Prolaktinom kann einen Testosteronmangel verursachen.

III. Gonadoliberin wird in der Hypophyse gebildet.

(A) Keine Aussage lässt sich ableiten.

(B) Nur Aussage I lässt sich ableiten.

(C) Nur Aussage II lässt sich ableiten.

(D) Nur die Aussagen I und II lassen sich ableiten.

(E) Alle Aussage lassen sich ableiten.

17. Die Niere – Anatomie[21][22]

Niveau: mittel – schwer

Während der Embryonalentwicklung entstehen drei Nierengenerationen: Vorniere (Pronephros), Urniere (Mesonephros) und Nachniere (Metanephros). Die Vorniere übernimmt noch keine Funktion im Embryo. Diese Aufgabe wird erst von der Urniere begonnen und von der Nachniere übernommen. Das Gewebe der Nachniere wächst schließlich zur endgültigen Niere heran. Die Nachniere entsteht aus zwei Anlagen, dem metanephrogenen Blastem, dem später harnbereitenden Abschnitt, und der Ureterknospe, dem später harnableitenden und die Harnmenge steuernden Abschnitt. Aus Ersterem entsteht das Nierenparenchym mit den Nephronen, in welche die Äste aus der Aorta einsprossen. Aus der Ureterknospe entstehen der Harnleiter, das Nierenbecken mit den Nierenkelchen, die Sammelrohre, sowie die an das Sammelrohr angrenzenden letzten Abschnitte des Nephrons. Beim Menschen liegen die Nieren retroperitoneal (hinter dem Bauchfell), beidseits der Wirbelsäule, welche sie nach ventral (vorn) nicht überragen, unterhalb des Diaphragma, in der Fossa lumbalis. Die Nieren liegen etwa in Höhe des zwölften Brustwirbels bis dritten Lendenwirbels, die rechte ungefähr eine halbe Wirbelhöhe tiefer. Die oberen Nierenpole sind etwa 7 cm voneinander entfernt, die unteren etwa 11 cm. Die Längsachsen beider Organe zeigen folglich nach kranial (oben) in Richtung Körpermitte. Die unteren Nierenpole sind beim Mann rechts 3 cm, links 4 cm, bei der Frau 2,5 cm bzw. 3 cm vom Beckenkamm entfernt, können aber variabel auch den Beckenkamm erreichen. Die Lage der Nieren ist atemabhängig. Sie bewegen sich bei der Einatmung wie auch das Diaphragma nach kaudal (unten). Beim Neugeborenen ist die Niere immer vergleichsweise größer als andere Strukturen und überragt daher regelhaft den Beckenkamm.

Die Nieren haben, außer zu den unmittelbar aufsitzenden Nebennieren, getrennt durch die Fettkapsel Kontaktflächen zu mehreren Organen des Bauchraums. Die Kontaktflächen unterscheiden sich bei linker und rechter Niere: Die linke Niere wird von Magen, Milz, den Milzgefäßen (A. und V. splenica), Bauchspeicheldrüsenschwanz (Cauda pancreatis) und Grimmdarm (Colon descendens) überlagert. Sie bildet mit einer dreieckigen Fläche, die Kontakt zum Bauchfell hat, einen Teil der Rückfläche der Bursa omentalis. Die rechte Niere wird vor allem von der Leber, aber auch von Grimmdarm und Duodenum (Pars descendens duodeni), überlagert. Wegen des Platzbedarfs des rechten Leberlappens der im Körper rechts gelegenen Leber (mit der Impressio renalis) ist die rechte Niere tiefer gelegen als die linke. Die Nerven Nervus subcostalis, Nervus iliohypogastricus und Nervus ilioinguinalis überqueren die Rückseite der Nieren. Deshalb sind Schmerzen aus den Nieren in die Innervationsgebiete dieser Nerven in der Unterbauchgegend möglich.

Jede Niere wird von einer direkt aus der Aorta entspringenden Arteria renalis mit Blut versorgt. Die A. renalis zweigt von der Aorta beiderseits in Höhe der Arterie mesenterica superior ab, zeigt abwärts und teilt sich bereits vor dem Hilum in einen vorderen und hinteren Hauptstamm (Ramus anterior et posterior), die nach ihrer Lage zum Nierenbecken benannt sind und die Segmentarterien abgeben. Aus dem Ramus anterior entspringen vor dem Hilus vier Segmentarterien, die A. segmenti superioris, A. segmenti anterioris superioris, A. segmenti anterioris inferioris, A. segmenti inferioris. Der Ramus posterior gibt eine A. segmenti posterioris ab und versorgt nur ein Segment an der Rückseite der Niere. Aus den jeweiligen Arteriae segmentorum (Segmentarterien) entspringen die Arteriae interlobares, aus diesen die Arteriae arcuatae, aus diesen die Arteriae interlobulares (auch Arteriae corticales

---

21   Vgl. Wikipedia - Niere 2012
22   Vgl. Wikipedia - Nephron 2012

radiatae), aus denen schließlich die Vasa afferentia für die Nierenkörperchen der Nephrone entstammen. Die Nierenarterie und jeder ihrer Endäste sind Endarterien, es liegen keine Anastomosen, d.h. Verbindungen, vor, sodass der Verschluss eines Astes jeweils zum Absterben des von ihm versorgten Nierengewebes führt (Nekrose, Niereninfarkt). Das Nierenparenchym, die eigentliche funktionelle Organmasse der Niere, wird in die außen liegende Nierenrinde (Cortex renalis) und das nach innen zum Hilum gerichtete Nierenmark (Medulla renalis) unterteilt. Das Mark besitzt dabei die Form von Pyramiden (10 bis 12 Markpyramiden oder Nierenpyramiden), die mit ihrer Basis nach außen und mit ihrer Spitze nach innen zum Hilum zeigen. Diese Spitzen, die Papillen, reichen frei in den Hohlraum der Nierenkelche (Calices renales), die sich in variabler Form zum Nierenbecken (Pelvis renalis) zusammenschließen, aus dem der Ureter hervorgeht. In dieser Anordnung fließt der Harn aus den Papillen in den Ureter und von dort mittels propulsiver Kontraktionen in die Harnblase.

97. Welche Aussage zur Entstehung der Niere lässt sich aus dem Text ableiten?
(A) Alle Nierengenerationen haben eine Funktion im Embryo.
(B) Das Gewebe des Mesonephros wächst zur endgültigen Niere heran.
(C) Aus dem metanephrogenen Blastem gehen die Sammelrohre hervor.
(D) Von der Ureterknospe stammen die harnbereitenden Abschnitte ab.
(E) Das Nierenparenchym stammt aus dem metanephrogenem Blastem.

98. Welche Aussage lässt sich nicht aus dem Text ableiten?
(A) Die Nieren liegen retroperitoneal.
(B) Die Niere ist von den Nebennieren durch eine Fettkapsel getrennt.
(C) Die Kontaktflächen unterscheiden sich bei rechter und linker Niere.
(D) Das Nierenparenchym wird in Cortex und Medulla renalis untergliedert.
(E) Die Durchblutung der Niere erfolgt über die, aus der Aorta entspringenden, A.renalis.

99. Welche Aussage(n) lassen sich aus dem Text ableiten?
I. Der Verschluss eines Astes der A. renalis führt immer zu einem Niereninfarkt.
II. Die rechte Niere liegt weiter kranial als die linke Niere.
III. Die rechte Niere bildet einen Teil der Rückfläche der Bursa omentalis.

(A) Keine der Aussagen lässt sich aus dem Text ableiten.
(B) Nur Aussage I lässt sich ableiten.
(C) Nur Aussage II lässt sich ableiten.
(D) Nur Aussage III lässt sich ableiten.
(E) Nur die Aussagen II und III lassen sich ableiten.

100. Welche Aussage bezüglich der Lage der Niere lässt sich aus dem Text nicht ableiten?
(A) Die Nieren liegen in der Fossa lumbalis.
(B) Die Lage der Nieren ist atemabhängig.
(C) Der Grimmdarm hat als einziges Organ Kontakt zu beiden Nieren.
(D) Schmerzen aus der Niere projizieren häufig über den N.ilioinguinalis in den Oberbauch.
(E) Die Entfernung zwischen den oberen Nierenpolen ist geringer als die der unteren Nierenpole.

101. Welche Aussage(n) ist dem Text zufolge richtig?

  I. Beim Erwachsenen überragt die Niere regelhaft den Beckenkamm.

  II. Die Lage der Niere ist unabhängig vom Geschlecht.

  III. Die harnbereitenden Abschnitte kontrollieren die Harnmenge.

(A) Keine der Aussagen lässt sich ableiten.

(B) Nur Aussage I lässt sich ableiten.

(C) Nur Aussage II lässt sich ableiten.

(D) Nur Aussage III lässt sich ableiten.

(E) Nur die Aussagen II und III lassen sich ableiten.

102. Welche Aussage lässt sich nicht aus dem Text ableiten?

(A) Aus dem Ramus anterior entspringen vier Segmentarterien.

(B) Die Papillen der Markpyramiden reichen frei in die Calices renales.

(C) Die A. segmenti posterioris enstammt dem vorderen Hauptstamm der A. renalis.

(D) Die Medulla renalis besteht aus circa 11 Markpyramiden.

(E) Der Ureter entspringt aus dem pelvis renalis.

18. Das RAA-System[23]

Niveau: mittel – schwer

Am Anfang der Renin-Angiotensin-Aldosteron-System (RAAS) steht die Freisetzung des Enzyms Renin aus spezialisierten Anteilen des Nierengewebes, dem sogenannten juxtaglomerulären Apparat. Dieser besteht zum einen aus spezialisierten Zellen des zuführenden Blutgefäßes (Vas afferens), welches das Nierenkörperchen (Glomerulus) mit Blut versorgt, zum anderen aus der sogenannten Macula densa, spezialisierten Zellen des Tubulussystems, die sich in der Nähe des Vas afferens befinden, und aus spezialisierten Zellen des Bindegewebes (Mesangiumzellen).

Der juxtaglomeruläre Apparat misst den Blutdruck im Vas afferens, den Salzgehalt des Harns an der Macula densa des Tubulussystems und reagiert zudem auf Signale des vegetativen Nervensystems, vor allem auf eine Aktivierung des Sympathikus, welche über beta-2-Adrenozeptoren vermittelt wird. Myoepithelzellen des Vas afferens bilden und speichern Renin in sogenannten Granula. Verminderte Durchblutung des Nierenkörperchens, beispielsweise infolge einer Nierenarterienstenose, verminderter Blutdruck, gemessen an den Blutdrucksensoren (Barorezeptoren) des Vas afferens, Abnahme der Flüssigkeitsmenge, die in den Nierenkörperchen abfiltriert wird (verminderte glomeruläre Filtrationsrate GFR) und eine erniedrigte Konzentration von Kochsalz im Harn (gemessen an den Salz-Sensoren der Macula densa), führen zu einer vermehrten Freisetzung von Renin. Renin wird also immer dann freigesetzt, wenn der Blutdruck in der Niere oder systemisch abfällt und/oder ein Verlust an Kochsalz und Wasser (und damit Blutvolumen) auftritt.

Das in den Nieren freigesetzte Renin wirkt als eiweißspaltendes Enzym (Protease) und spaltet aus dem in der Leber gebildeten Eiweiß Angiotensinogen das Dekapeptid Angiotensin I ab. Dieses wiederum wird von einem weiteren Enzym (Angiotensin Converting Enzyme oder ACE) in das Oktapeptid Angiotensin II umgewandelt. Dieses ist das Endprodukt der Enzymkaskade, welches seine Wirkung im Körper entfaltet.

In erster Linie bewirkt Angiotensin II eine starke Verengung der feinen Blutgefäße (Vasokonstriktion), was direkt zu einer Erhöhung des Blutdruckes führt. In den Nieren führt Angiotensin II zu einer Verengung vor allem derjenigen Gefäße, die Blut von den Nierenkörperchen (Glomeruli) wegführen, die sogenannten Vas efferens. Dadurch erhöht sich der Gefäßwiderstand im Abflussbereich der Glomeruli und damit auch der Blutdruck in den Kapillarschlingen der Nierenkörperchen. Da der Druck in den Kapillarschlingen wiederum die primär treibende Kraft für die Filtration darstellt, kann dank diesem Mechanismus die Filtration in den Nierenkörperchen trotz verminderter Nierendurchblutung aufrechterhalten werden. In der Nebennierenrinde führt Angiotensin II zu einer Freisetzung des Hormons Aldosteron. Dieses fördert in den Nierenkanälchen, dem Tubulussystem, den Rücktransport von Natrium und Wasser aus dem Harn ins Blut, wodurch der Kochsalzgehalt des Blutes und das Blutvolumen steigen. In der Hypophyse (Hirnanhangsdrüse) führt Angiotensin II zu einer vermehrten Freisetzung von Vasopressin (auch ADH, antidiuretischen Hormons, genannt). Dieses Hormon führt zu einer vermehrten Rückresorption von Wasser im medullären Sammelrohr der Niere, durch einen gesteigerten Einbau von AQP (Aquaporinen).

Des Weiteren führen die verschiedenen Hormone am zentralen Nervensystem (ZNS) zu einem vermehrten Salzhunger und lösen Durstgefühl aus.

---

23   Vgl. Wikipedia - Renin-Angiotensin-Aldosteron-System 2012

Alle diese Effekte führen in ihrer Gesamtheit zu einer Erhöhung des Kochsalz- und Wassergehaltes des Körpers, und damit zu einem größeren Blutvolumen und damit schließlich zu einem höheren Blutdruck. Die Hormone des RAAS helfen also mit, Blutdruckabfälle durch Salz- und Volumenverluste zunächst durch vermehrte Konservierung der verbleibenden Salz- und Wasserreserven zu kompensieren, um sie dann durch vermehrte Zufuhr (über Durst und Salzhunger) zu korrigieren. Eine überschießende Aktivierung des RAAS wird durch negative Rückkopplung vermieden. So hemmen ein höherer Blutdruck, Angiotensin II und auch Aldosteron die Freisetzung von Renin.

103. Welche Aussage bezüglich des juxtaglomerulären Apparates lässt sich aus dem Text nicht ableiten?
(A) Er ist an der Ausschüttung von Renin beteiligt.
(B) Besteht unter anderem aus spezialisierten Bindegewebszellen.
(C) Die Freisetzung von Renin ist unabhängig vom systemischen Blutdruck.
(D) Renin wird in sogenannten Granula gespeichert.
(E) Ein Verlust an Kochsalz aktiviert die Reninfreisetzung.

104. Welche Aussage(n) zu Renin sind dem Text zufolge richtig?
I.   Renin spaltet Angiotensinogen zum Oktapeptid Angiotensin I.
II. Eine Nierenarterienstenose kann zur Renin-Freisetzung führen.
III. Renin wirkt als Protease.

(A) Keine Aussage lässt sich ableiten.
(B) Nur dies Aussagen I und II lassen sich ableiten.
(C) Nur die Aussagen I und III lassen sich ableiten.
(D) Nur die Aussagen II und III lassen sich ableiten.
(E) Alle Aussagen lassen sich ableiten.

105. Welche Aussage lässt sich aus dem Text ableiten?
(A) Das ACE aktiviert Renin.
(B) In den Nieren bewirkt Angiotensin II eine Weitung der Vas efferens.
(C) Der juxtaglomeruläre Apparat reagiert auf vegetative Signale.
(D) Die Kochsalzmessung in der Macula densa erfolgt mittels Barorezeptoren.
(E) Zu Beginn des RAAS steht die Freisetzung von ACE.

106. Welche Aussage bezüglich des RAAS lässt sich aus dem Text nicht ableiten?
(A) Renin wird von Myoepithelzellen gebildet.
(B) Angiotensin II führt direkt zum Einbau von AQP ins Sammelrohr der Niere.
(C) Angiotensin II führt zu einer Blutdruckerhöhung.
(D) Angiotensin kann die regelrechte Filtration der Niere auch bei geringer Durchblutung gewährleisten.
(E) Die Hormone des RAAS helfen unter anderem Blutdruckabfälle zu korrigieren.

107. Welche Aussage(n) sind dem Text zufolge richtig?

I.   Vasopressin wird aus der Hypophyse freigesetzt.

II. AQP steigern die Wasserrückresorbtion im medullären Sammelrohr.

III. Aldosteron wird aus der Nebennierenrinde freigesetzt.

(A) Nur Aussage I lässt sich ableiten.

(B) Nur Aussage II lässt sich ableiten.

(C) Nur die Aussagen I und II lassen sich ableiten.

(D) Nur die Aussagen I und III lassen sich ableiten.

(E) Alle Aussagen lassen sich ableiten.

108. Welche Aussage lässt sich aus dem Text ableiten?

(A) Aldosteron steigert den Kochsalzgehalt des Blutes.

(B) Eine übermäßige Aktivierung des RAAS wird durch positive Rückkopplung vermieden.

(C) Aldosteron senkt die Natrium-Resorbtion aus dem Harn.

(D) Angiotensin II ist ein Dekapeptid.

(E) Die Barorezeptoren zur Blutdruckmessung befinden sich in den Vas efferens.

19. Die Calcium-Homoöstase[24] [25]

Niveau: mittel – schwer

Unter Calcium-Stoffwechsel (oder Calcium-Homöostase) werden alle biologischen Prozesse zusammengefasst, die zum Ziel haben, die Konzentration der Calcium-Ionen in der extrazellulären Flüssigkeit (ECF) des Organismus konstant zu halten. Diese Konzentration hat beim Menschen und allen anderen Wirbeltieren etwa den gleichen Wert und entspricht der in Süßwasser. Abweichungen davon werden mit den medizinischen Begriffen Hyperkalzämie (erhöhtes Serumcalcium) und Hypokalzämie (erniedrigtes Serumcalcium) bezeichnet und haben große Auswirkung auf die Gesundheit der Betroffenen. Etwa ein Prozent aller hospitalisierten Patienten weisen ein erhöhtes Serumcalcium über 2,7 mmol/L auf (Hyperkalzämie). Oft ist die Ursache ein vorhandener Tumor. Aber auch eine extreme Hypokalzämie (unter 2,2 mmol/L Serumcalcium) kann aus vielerlei Gründen entstehen und zu Krampfanfällen (Tetanie) führen. Um die Calciumkonzentration der ECF konstant zu halten, benutzt der Wirbeltierkörper drei Effektoren (ausübende Organe), den Darm, die Knochen und die Nieren.

Der durchschnittliche erwachsene, menschliche Körper enthält insgesamt etwa 1 kg Calcium, davon befinden sich 99 Prozent in den Knochen. Die extrazelluläre Flüssigkeit (ECF) enthält etwa 900 mg, von denen sich etwa 360 mg im Blutplasma befinden.

Calcium liegt im Blut zu 50 Prozent als freie Calcium-Ionen, zu 35 Prozent an Proteine (Albumin, Globuline) gebunden und zu 15 Prozent komplexgebunden (Bicarbonat, Lactat, Citrat, Phosphat) vor. Der Serumwert von Calcium bewegt sich in engen Grenzen bei einem normalen Gesamtcalcium von 2,2–2,7 mmol/L und einem normalen ionisierten Calcium von 1,1–1,4 mmol/L. Die biologischen Effekte von Calcium werden durch die Verfügbarkeit freier Calcium-Ionen bestimmt, ausschlaggebend ist daher das ionisierte Calcium.

Der Darm dient der Aufnahme und Ausscheidung von Calcium, die Knochen sind der Zwischenspeicher und über die Nieren wird zudem übermäßiges Calcium ausgeschieden. Die Steuerung dieser Prozesse erfolgt über den calciumsensitiven Rezeptor in den Nebenschilddrüsen, der die Ausschüttung von Parathormon (PTH) reguliert. Parathormon überträgt das Signal an Nieren und Knochen. In den Nieren wird dadurch, außer der Calciumausscheidung, die Synthese von Vitamin D reguliert, welches als weiteres Signalmolekül fungiert und die Calciumaufnahme im Darm steuert. Ein Vitamin-D-Mangel führt mittelfristig bei Kindern zu Rachitis und bei Erwachsenen zu Osteomalazie. Diese Calcium-Homöostase kann alle Schwankungen der Calciumkonzentration ausgleichen, solange die Calciumaufnahme mit der Nahrung gleich oder mehr ist als die empfohlene Zufuhrmenge und der Körper genügend bewegt wird. Wird weniger aufgenommen oder fehlt die Bewegung, dann werden langfristig die Knochen abgebaut.

Das Calciumstoffwechsel-System erfährt im Alter starke Veränderungen, einerseits durch Veränderung der Aufnahmemenge, andererseits durch altersbedingte Veränderungen einzelner Komponenten des Systems. Generell sinkt mit dem Alter die Nahrungszufuhr und damit auch die zugeführte Calciummenge auf durchschnittlich etwa die Hälfte des postpubertären (nach der Pubertät) Werts. Eine verringerte Bewegung, begleitet von verringerter Muskelmasse, erhöht den Knochenabbau. Die Effizienz der Calciumaufnahme im Darm fällt, auch weil der Östrogenspiegel sinkt, der die Vitamin-D-Synthese (Produktion) in der

---

24   Vgl. Wikipedia - Cholecalciferol 2012
25   Vgl. Wikipedia - Calciumstoffwechsel 2012

Niere positiv beeinflusst. Außerdem nimmt die Masse der Darmschleimhaut mit der Nahrungsmenge ab. Diese Faktoren reduzieren die Effizienz der Calciumaufnahme bei Frauen auf etwa die Hälfte. Darüber hinaus erhöht sich die renale Calcium-Clearance (Calcium-Ausscheidung) von Frauen nach der Menopause (Wechseljahre). Zuletzt fällt auch der Vitamin-D-Spiegel im Blut durchschnittlich von 100 nmol/l auf unter 40 nmol/l, bedingt durch geringere Sonnenstrahlung auf der Haut und verringerten Milchkonsum. Es ist daher keine Überraschung, wenn insbesondere Frauen nach der Menopause bei gleicher Diät um bis zu 70 Prozent höhere Parathormon-Werte im Blut aufweisen und sich diese Erhöhung durch Calciumsupplementation (Calciumersatz) auf einfache Weise rückgängig machen lässt.

109. Welche der Aussagen ist dem Text zufolge richtig?
(A) Eine Hyperkalzämie kann zu Tetanie führen.
(B) Menschen haben eine andere Calcium-Konzentration in der ECF als Wirbeltiere.
(C) Süßwasser enthält kein Calcium.
(D) Die Nieren spielen bei der Calcium-Homöostase eine untergeordnete Rolle.
(E) Ein Tumor kann Ursache für eine Hyperkalzämie sein.

110. Welche der Aussagen zur Calcium-Verteilung im Körper lässt sich aus dem Text ableiten?
(A) Ein ionisiertes Serumcalcium von 2,2–2,7 mmol/L ist im Normbereich.
(B) Der Großteil des Serumcalciums ist komplexgebunden.
(C) 99 Prozent des Calciums befinden sich im ECF.
(D) Die biologischen Effekte von Calcium werden durch das Gesamtcalcium bestimmt.
(E) Circa 180 mg freie Calcium-Ionen befinden sich im Blutplasma.

111. Welche Aussage(n) lassen sich aus dem Text ableiten?
I. Durch dauerhaft verminderte Calciumzufuhr kann es zu Knochenabbau kommen.
II. Die Calcium-Homöostase unterliegt keinen altersabhängigen Veränderungen.
III. Der durchschnittliche Vitamin-D-Spiegel bei gesunden Erwachsenen beträgt 40 nmol/l.

(A) Keine der Aussagen lässt sich ableiten.
(B) Nur Aussage I lässt sich ableiten.
(C) Nur Aussage III lässt sich ableiten.
(D) Nur die Aussagen I und II lassen sich ableiten.
(E) Nur die Aussagen II und III lassen sich ableiten.

112. Welche der Aussagen lässt sich nicht aus dem Text ableiten?
(A) Die Ausschüttung von Parathormon wird in der Nebenschilddrüse reguliert.
(B) Frauen nach der Menopause haben erniedrigte Parathormonspiegel.
(C) Sonnenstrahlung nimmt Einfluss auf die Vitamin-D-Spiegel.
(D) Vitamin-D-Mangel kann zu Osteomalazie führen.
(E) Fehlende Bewegung kann zu Knochenabbau führen.

113. Welche der Aussagen lässt sich nicht aus dem Text ableiten?

(A) Effektoren sind Organe die an der Calcium-Homöostase beteiligt sind.

(B) Ein konstantes Serumcalcium ist von entscheidender Bedeutung für die Gesundheit.

(C) Jeder Hundertste hospitalisierte Patient hat eine Hypokalzämie.

(D) Calcium muss mit der Nahrung zugeführt werden.

(E) Vitamin-D steuert die Calciumaufnahme im Darm.

114. Welche Aussage(n) lassen sich aus dem Text ableiten?

I. Östrogen beeinflusst die Vitamin-D-Synthese.

II. Erhöhte PTH-Werte können medikamentös behoben werden.

III. 35 Prozent des Gesamtcalciums im Körper sind an Albumin und Globuline gebunden.

(A) Keine der Aussagen lässt sich ableiten.

(B) Nur Aussage III lässt sich ableiten.

(C) Nur die Aussagen I und II lassen sich ableiten.

(D) Nur die Aussagen I und III lassen sich ableiten.

(E) Alle Aussagen lassen sich ableiten.

20. Das Pankreas – Anatomie[26]

Niveau: mittel – schwer

Beim Embryo entwickelt sich die Bauchspeicheldrüse (das Pankreas) aus dem inneren Keimblatt (Entoderm). Es entstehen zunächst zwei Epithelknospen im Bereich des Duodenum (Zwölffingerdarm), wobei sich die vordere in der bauchseitigen Darmaufhängung des Zwölffingerdarms (Mesoduodenum ventrale) nahe dem Gallengang, die hintere im rückenseitigen Mesenterium (Mesoduodenum dorsale) bildet. Die Hauptsprossen dieser Knospen werden durch Bildung eines Hohlraums (Kanalisierung) zu den Ausführungsgängen, ihre Verzweigungen zum eigentlichen Drüsengewebe.

Die Bauchspeicheldrüse des Menschen ist ein etwa 16–20 cm langes, 3–4 cm breites und 1–2 cm dickes keilförmiges Organ. Ihr Gewicht beträgt zwischen 70 bis 100 g. Das Organ ist in Läppchen gegliedert, welche auch die Oberfläche charakteristisch strukturieren. Es liegt sekundär retroperitoneal (das heißt der ursprüngliche Bauchfellüberzug (Peritonealüberzug) verschmilzt im Laufe der embryonalen Entwicklung mit dem der linken Leibeswand. Damit gelangt das zunächst intraperitoneal gelegene Pankreas sekundär in eine Lage außerhalb des Bauchfells), also hinter dem Bauchfell, zwischen Magen, Milz, Leber und den großen Blutgefäßen des Bauchraums (Aorta und untere Hohlvene). Es steht in enger Beziehung zum Duodenum, das den Pankreaskopf umfasst. Es ist kaum atemverschieblich, das heißt im Gegensatz zu anderen Organen der Bauchhöhle (zum Beispiel der Leber) verändert sich seine Position bei Ein- und Ausatmung nur wenig.

Makroskopisch unterscheidet man beim Menschen drei Abschnitte der Bauchspeicheldrüse, den Pankreaskopf (Caput pancreatis), den Pankreaskörper (Corpus pancreatis) und den Pankreasschwanz (Cauda pancreatis). Eine Abgrenzung des vom Zwölffingerdarm umfassten Pankreaskopfes vom Pankreaskörper wird an der Incisura pancreatis (Pankreaseinkerbung) vorgenommen, jener Stelle, an welcher der gekrümmte rechte Teil des Pankreas in den horizontalen, die Wirbelsäule auf Höhe des zweiten Lendenwirbels querenden Teil übergeht. An dieser Einkerbung verlaufen auch die Arteria mesenterica superior und die Vena mesenterica superior. Eine vergleichbare scharfe Abgrenzung ist zwischen dem im Querschnitt dreieckigen Pankreaskörper und dem Pankreasschwanz nicht möglich.

Aufgrund seiner Herkunft aus einer paarigen und einer unpaarigen Organanlage besitzt das Pankreas je nach Spezies einen bis drei Ausführungsgänge. Der Ausführungsgang des Menschen (Ductus pancreaticus, Wirsung-Gang) mündet meist gemeinsam mit dem Hauptgallengang (Ductus choledochus) in den Zwölffingerdarm. Diese Mündung stellt eine warzenförmige Erhebung dar (Papilla duodeni major oder Vatersche Papille). Der Hauptausführungsgang ist beim Menschen etwa 2 mm weit. Bei manchen Individuen ist ein zweiter, kleiner Ausführungsgang vorhanden, der Ductus pancreaticus accessorius (Santorini-Gang), der dann auf der Papilla duodeni minor in das Duodenum mündet.

Die Versorgung der Bauchspeicheldrüse erfolgt über drei große Gefäße. Die Arteria pancreaticoduodenalis superior (Die A. pancreaticoduodenalis superior entspringt aus der Magen-Dünndarmarterie (Arteria gastroduodenalis), welche wiederum ein Ast der gemeinsamen Leberarterie (Arteria hepatica communis) ist, welche eine der drei Arterien des Truncus coeliacus ist), die Arteria splenica und die Arteria pancreaticoduodenalis inferior (Die Arteria pancreaticoduodenalis inferior entstammt aus der Arteria mesenterica superior) verzweigen sich in weitere kleinere Arterien, die zum Teil miteinander anastomosieren, das heißt

---

26 Vgl. Wikipedia - Bauchspeicheldrüse 2012

sich verbinden und ein Gefäßnetz ausbilden. Das venöse Blut des Pankreas wird über die Milzvene (Vena splenica), die Bauchspeicheldrüsen-Zwölffingerdarm-Vene (Vena pancreaticoduodenalis) und über die Gekrösevenen (Venae mesentericae) in die Pfortader (Vena portae) geleitet und gelangt somit zunächst zur Leber, bevor es von dort über die Vena Cava zum Herzen gelangt.

Die Bauchspeicheldrüse wird, wie fast alle inneren Organe, durch beide Anteile des vegetativen Nervensystems (Sympathikus und Parasympathikus) versorgt. Die nervale Versorgung des Pankreas erfolgt parasympathisch durch den Nervus vagus. Die sympathischen Fasern erreichen über den Nervus splanchnicus major das Ganglion coeliacum, wo sie auf das zweite sympathische Neuron umgeschaltet werden, welches dann in die Bauchspeicheldrüse zieht.

115. Welche der Aussagen ist dem Text zufolge richtig?
(A) Das Pankreas entstammt dem Ektoderm.
(B) Die vordere Epithelknospe bildet sich im Mesoduodenum dorsale.
(C) Das Pankreas liegt intraperitoneal.
(D) Der Santorini-Gang mündet über die Papilla duodeni major ins Duodenum.
(E) Die Incisura pancreatis markiert die Grenze zwischen Caput und Corpus pancreatis.

116. Welche Aussage lässt sich nicht aus dem Text ableiten?
(A) Das Pankreas ist nur wenig atemverschieblich.
(B) Das Pankreas ist in Läppchen gegliedert.
(C) Der Caput pancreatis wird vom Zwölffingerdarm umfasst.
(D) Das venöse Blut des Pankreas gelangt über die Vena cava direkt zum Herzen.
(E) Die Vatersche Papille befindet sich im Duodenum.

117. Welche Aussage(n) lassen sich aus dem Text ableiten?
I. Der Wirsung-Gang und der Ductus choledochus münden gemeinsam auf der Papilla duodeni minor.
II. Die Arteria pancreaticoduodenalis inferior entstammt der A. gastroduodenalis.
III. Der Truncus coeliacus spielt bei der Versorgung des Pankreas keine Rolle.

(A) Keine der Aussagen lässt sich ableiten.
(B) Nur Aussage I lässt sich ableiten.
(C) Nur Aussage II lässt sich ableiten.
(D) Nur die Aussagen I und II lassen sich ableiten.
(E) Nur die Aussagen II und III lassen sich ableiten.

118. Welche Aussage ist dem Text zufolge richtig?
(A) Die Leber ist nicht atemverschieblich.
(B) Das Pankreas liegt während der gesamten Entwicklung retroperitoneal.
(C) Die Arterie aus der die Arteria pancreaticoduodenalis inferior entspringt verläuft in der Incisura pancreatis.
(D) Die parasympathische Innervation erfolgt über das Ganglion coeliacum.
(E) Bei Menschen besitzt das Pankreas immer nur einen Ausführungsgang.

119. Welche Aussage lässt sich nicht aus dem Text ableiten?

(A) Aus den Hauptsprossen der Epithelknospen entwickeln sich die Ausführgänge.

(B) Die sympathische Innervation erfolgt über den Nervus splanchnicus major.

(C) Der Corpus und die Cauda pancreatis sind durch eine scharfe Einkerbung voneinander getrennt.

(D) Die Vatersche Papille ist in etwa 2 mm weit.

(E) Über die Vena portae gelangt das Blut des Pankreas zur Leber.

120. Welche Aussage(n) lassen sich aus dem Text ableiten?

I. Über das Gefäßnetz des Pankreas anastomosieren die versorgenden Arterien des Pankreas untereinander.

II. Die parasympathische Innervation erfolgt über den Nervus vagus.

III. Die vordere Epithelknospe bildet sich nahe dem Gallengang.

(A) Keine der Aussagen lässt sich ableiten.

(B) Nur Aussage II lässt sich ableiten.

(C) Nur Aussage III lässt sich ableiten.

(D) Nur die Aussagen II und III lassen sich ableiten.

(E) Alle Aussagen lassen sich ableiten.

21. Die Nebennieren[27]
Niveau: mittel – schwer

Die Nebennieren (Glandulae suprarenales) sind paarig angelegte Hormondrüsen der Säugetiere, Vögel, Reptilien und Amphibien. Die Nebennieren befinden sich beim Menschen auf den oberen Polen beider Nieren. Sie unterliegen dem hormonellen Regelkreislauf und dem vegetativen Nervensystem. Die Nebenniere vereint funktionell zwei verschiedene Organe. Die Nebennierenrinde produziert Steroidhormone und ist am Wasser-, Mineralstoff- und Zuckerhaushalt beteiligt. Das Nebennierenmark ist dem sympathischen Nervensystem zuzurechnen und bildet Adrenalin und Noradrenalin.

Eine Nebenniere wiegt beim Menschen etwa 5 bis 15 Gramm, ist ca. 4 cm lang, 4 cm dick und ungefähr 2 cm breit. Die Nebennieren sind zusammen mit den Nieren von der Fettkapsel (Capsula adiposa) und der Nierenfaszie (Fascia renalis) umgeben. Die arterielle Versorgung wird über drei Arterien gewährleistet. Die Arteria suprarenalis superior ist ein Ast der Arteria phrenica inferior, die Arteria suprarenalis media entspringt direkt aus der Aorta und die Arteria suprarenalis inferior stammt aus der Arteria renalis. Die venöse Drainage erfolgt über eine Vena centralis, die aus dem Hilum der Nebenniere austritt. Das venöse Blut der linken Nebenniere gelangt über die Vena suprarenalis sinistra in die Vena renalis und von dort in die Vena cava inferior, während das Blut der rechten Nebenniere direkt über die Vena suprarenalis dextra in die Vena cava inferior gelangt.

Die Nebennieren sind von einer feinen Bindegewebskapsel umgeben und bestehen bei Säugetieren aus einem inneren Mark und der sie umgebenden Rinde. Die das Mark umgebende Nebennierenrinde (Cortex glandulae suprarenalis) ist mesodermaler Herkunft und lässt sich in drei Schichten gliedern. In der äußeren Zone (Zona glomerulosa) sind die Zellen beim Menschen knäuelförmig angeordnet. Diese relativ kleinen Zellen bilden vorwiegend Aldosteron in Antwort auf erhöhte Kaliumspiegel, erniedrigte Natriumspiegel im Blut oder auf einen verminderten Blutstrom in den Nieren. Aldosteron ist Teil des Renin-Angiotensin-Aldosteron-Systems und reguliert die Konzentration von Kalium und Natrium. Als mittlere Schicht folgt die Zona fasciculata mit relativ großen Zellen. Diese Zellen bilden vorwiegend Glucocorticoide wie Cortisol. Die Produktion der Glucocorticoide wird über das adreno-corticotrope Hormon (ACTH) aus der Hypophyse reguliert. Darüber hinaus werden geringe Mengen von Androgene wie Dehydroepiandrosteron synthetisiert. Zum Mark hin folgt die Zona reticularis mit netzförmig angeordneten, kleinen Zellen. Sie bilden vorwiegend Androgene, wie Dehydroepiandrosteron.

Alle Hormone der Nebennierenrinde werden aus Cholesterol synthetisiert. Das Cholesterol wird über ein steroidogenic acute regulatory protein (StAR) in die Mitochondrien hinein transportiert. Dort wird es durch das Enzym CYP11A in Pregnenolon umgewandelt. Pregnenolon kann entweder zu Progesteron dehydriert oder zu 17-alpha-Hydroxypregnenolon hydroxyliert werden. Progesteron kann über Hydroxylierung am C21-Atom zu Deoxycorticosteron und über zwei weitere Hydroxylierungen zu Aldosteron umgewandelt werden. Progesteron kann auch über Hydroxylierung am C17-Atom zu 17-alpha-Hydroxyprogesteron und weiter über Deoxycortisol zu Cortisol hydroxyliert werden.

Das Nebennierenmark (Medulla glandulae suprarenalis) liegt im Inneren der Nebenniere und entsteht entwicklungsgeschichtlich aus dem Nervensystem, genauer durch Auswanderung von Zellen aus der Neuralleiste. Diese ektodermalen Chromaffinoblasten entstammen

---

27   Vgl. Wikipedia - Nebenniere 2012

der Anlage des Grenzstrangs und sind modifizierte Nervenzellen. Man kann das Nebennierenmark auch als sympathisches Paraganglion ansehen. Es besteht aus sogenannten chromaffinen Zellen (gut mit Chromsalzen anfärbbar), in welchen aus L-Tyrosin sowohl Adrenalin (zu ca. 80%) als auch Noradrenalin (zu ca. 20%) gebildet wird und bei Bedarf direkt an das Blut abgegeben werden kann. Je nach produziertem Hormon werden die Zellen als Epinephrocyten (Adrenalin) bzw. Norepinephrocyten (Noradrenalin) bezeichnet.

121. Welche Aussage ist dem Text zufolge richtig?

(A) Die Glandulae suprarenales sind unpaar angelegt.

(B) Die Arterie suprarenalis media entstammt der Arteria phrenica inferior.

(C) Die Vena centralis der linken Niere mündet in die Vena cava inferior.

(D) Das Nebennierenmark nimmt mittels Cortisol Einfluss auf den Zuckerhaushalt.

(E) Die Glandulae suprarenales sind von der Fascia renalis umgeben.

122. Welche Aussage lässt sich nicht aus dem Text ableiten?

(A) Die Capsula adiposa umgibt die Nebennieren.

(B) Die Arteria suprarenalis inferior ist eine von drei Arterien zur Versorgung der Nebenniere.

(C) In der Zona glomerulosa des Nebennierenmarks wird Aldosteron produziert.

(D) Die Nebennieren befinden sich am oberen Pol der Nieren.

(E) Eine Nebenniere wiegt durchschnittlich in etwa 10 Gramm.

123. Welche Aussage(n) lassen sich aus dem Text ableiten?

I. Das Nebennierenmark umgibt die Rinde.

II. Die Zellen der Zona glomerulosa werden aktiv wenn der Kaliumspiegel im Blut sinkt.

III. Androgene werden nur in der Zona reticularis gebildet.

(A) Keine Aussage lässt sich ableiten.

(B) Nur Aussage II lässt sich ableiten.

(C) Nur Aussage III lässt sich ableiten.

(D) Nur die Aussagen I und III lassen sich ableiten.

(E) Alle Aussagen lassen sich ableiten.

124. Welche Aussage ist dem Text zufolge richtig?

(A) Das Nebennierenmark stammt vom Mesoderm ab.

(B) Alle Hormone der Medulla glandulae suprarenalis werden aus Cholesterol synthetisiert.

(C) Aus Progesteron kann sowohl Cortisol als auch Aldosteron hergestellt werden.

(D) ACTH reguliert die Produktion des Nebennierenmarks.

(E) Die Arteria suprarenalis media entstammt der Arteria renalis.

125. Welche Aussage lässt sich nicht aus dem Text ableiten?

(A) Die Vena suprarenalis sinistra mündet in die Vena renalis.

(B) In der Zona fasciculata werden Glucocorticoide gebildet.

(C) Das Nebennierenmark entsteht aus Zellen der Neuralleiste.

(D) Das Nebennierenmark besteht zum Großteil aus Norepinephrocyten.

(E) Die Zellen des Nebennierenmarks sind mit Chromsalzen gut anfärbbar.

126. Welche Aussage(n) lassen sich aus dem Text ableiten?

I. Pregnenolon ist eine Zwischenstufe bei der Steroidhormonproduktion.
II. Cholesterol wird durch CYP11A zu Pregnenolon umgewandelt.
III. Die Steroidhormonproduktion findet in den Mitochondrien statt.

(A) Keine Aussage lässt sich ableiten.
(B) Nur Aussage II lässt sich ableiten.
(C) Nur die Aussagen I und II lassen sich ableiten.
(D) Nur Die Aussagen II und III lassen sich ableiten.
(E) Alle Aussagen lassen sich ableiten.

22. Die Schilddrüsenhormone[28]

Niveau: mittel – schwer

Die von der Schilddrüse gebildeten Hormone Triiodthyronin (T3) und Thyroxin (T4) sind Jodverbindungen und von großer Bedeutung für eine regelgerechte Entwicklung des neugeborenen Organismus. Auch beim Erwachsenen beeinflussen die Schilddrüsenhormone den Stoffwechsel und Funktionszustand fast aller Organe. Das ebenfalls in der Schilddrüse gebildete Calcitonin (in den parafollikulären C-Zellen) spielt eine untergeordnete Rolle im Calciumstoffwechsel des Organismus. Es senkt den Calciumspiegel im Blut und dient so als Antagonist (Gegenspieler) des Parathormons (PTH), als Regler der extrazellulären Calciumkonzentration.

Die Schilddrüsenhormone sind Bestandteil des sogenannten thyreotropen Regelkreises. Die Funktion der Schilddrüse wird hierbei durch den Hypothalamus und die Hirnanhangsdrüse (Hypophysenvorderlappen) reguliert. In der Hirnanhangsdrüse wird das Hormon TSH (Thyreoidea stimulierendes Hormon) gebildet und in die Blutbahn abgegeben. An den Schilddrüsenzellen angelangt, fördert es deren Wachstum und die Ausschüttung von T3 und T4. T3 und T4 selbst hemmen wiederum die Ausschüttung von TSH. Dieser als negative Rückkopplung bezeichnete Mechanismus führt dazu, dass im gesunden Organismus die Stoffwechselparameter konstant gehalten werden.

Schilddrüsenhormone wirken auf das Herz und den Kreislauf. Sie führen zu einer Erhöhung der Herzfrequenz, des Blutdrucks und einer Erweiterung von Gefäßen. Sie wirken auf den Zucker-, Fett- und Bindegewebsstoffwechsel, indem sie deren Umsatz steigern. Sie steigern die Aktivität von Schweiß- und Talgdrüsen der Haut und die Aktivität der Darmmotorik. Im Nervensystem führen sie zu einer verstärkten Erregbarkeit der Zellen. Insgesamt wird durch die Wirkung der Schilddrüsenhormone der Energieverbrauch und der Grundumsatz des Organismus erhöht. Folge hiervon ist ein Anstieg der Körpertemperatur.

Schilddrüsenhormone regulieren das Wachstum des Neugeborenen und die Entwicklung von Zellen, insbesondere des zentralen Nervensystems (Gehirn und Rückenmark). Besteht ein Mangel an Schilddrüsenhormonen in den ersten Lebensmonaten, lassen sich Veränderungen im Aufbau des Nervensystems nachweisen. Weiterhin beeinflussen Schilddrüsenhormone die Entwicklung (Differenzierung) von Nervenzellen und vielen anderen Zellen des Organismus, indem sie auf molekularer Ebene die Expression von Genen steuern. Wird ein Schilddrüsenhormonmangel des Neugeborenen nicht erkannt und behandelt, entwickeln sich schwere neurologische Störungen (Bewegungsstörungen und Störungen der kognitiven Entwicklung).

T3 und T4 vermitteln ihre Wirkungen über Rezeptoren in den Zielzellen. T3 ist hierbei um ein Vielfaches wirksamer als T4. Die Schilddrüsenzellen produzieren vorwiegend T4, welches in den Zielzellen zu T3 umgewandelt (dejodiert) wird. Die Rezeptoren (Empfänger) für die Schilddrüsenhormone sind hauptsächlich in den Zellkernen und den Mitochondrien der Zellen lokalisiert.

Die Hormone Triiodthyronin (T3) und Thyroxin/Tetraiodthyronin (T4) werden von den Follikelepithelzellen gebildet, welche dabei auf eine ausreichende Zufuhr von Jod über die Nahrung angewiesen sind. Die Follikelepithelzellen bilden zunächst das Protein Thyreoglobulin und geben es in die Follikelhöhle ab. Mit den Blutgefäßen erreicht Jod in Form seines Ions

---

28   Vgl. Wikipedia - Schilddrüse 2012

Jodid die Follikelepithelzellen (Thyreozyten). Mithilfe eines spezialisierten Proteins, dem sogenannten Natrium-Iodid-Cotransporter (NIS), nehmen die Zellen das Jodid auf. Das Jodid gelangt durch einen Ionenkanal (Pendrin) aus der Zelle hinaus in die Follikelhöhle. Für die nächsten Schritte der Hormonsynthese ist das Enzym Thyreoperoxidase notwendig. Dieses befindet sich in der an die Follikelhöhle angrenzenden Membran der Zelle. Die Thyreoperoxidase bindet im nächsten Schritt die Jod-Atome an das Thyreoglobulin (Jodierung). Das jodierte Thyreoglobulin wird erneut von der Follikelepithelzelle aufgenommen und durch Enzyme zersetzt. Dabei werden jetzt Thyroxin und Triiodthyronin freigesetzt. Sie können die Membran der Zelle frei passieren und gelangen über das Blutgefäßsystem zu ihren Zielzellen, in denen sie ihre biologischen Wirkungen entfalten.

127. Welche Aussage ist dem Text zufolge richtig?
(A) T4 ist wirksamer als T3.
(B) T3 kann nicht aus Thyroxin gebildet werden.
(C) Die Schilddrüsenhormone werden mit Hilfe der Thyreoperoxidase gebildet.
(D) Durch einen Mangel an T3 kann es zur Steigerung des Grundumsatzes kommen.
(E) T4 wird in den parafollikulären C-Zellen gebildet.

128. Welche Aussage lässt sich nicht aus dem Text ableiten?
(A) Die Produktion von Schilddrüsenhormonen wird durch die Hypophyse und den Hypothalamus kontrolliert.
(B) NIS ist ein spezialisierter Transporter der Thyreozyten.
(C) Die Dejodierung von T4 in T3 findet vor allem in den Follikelepithelzellen statt.
(D) T3 führt zu einer Erhöhung der Herzfrequenz.
(E) TSH wird im Hypophysenvorderlappen produziert.

129. Welche Aussage(n) lassen sich aus dem Text ableiten?
I.   Ein Mangel an T3 kann zu neurologischen Defiziten führen.
II. Parathormon erhöht den Calciumspiegel im Blut.
III. Die Thyreoperoxidase befindet sich im Thyreozyten.

(A) Keine Aussage lässt sich ableiten.
(B) Nur Aussage I lässt sich ableiten.
(C) Nur Aussage II lässt sich ableiten.
(D) Nur die Aussagen I und II lassen sich ableiten.
(E) Alle Aussagen lassen sich ableiten.

130. Welche Aussage ist dem Text zufolge richtig?
(A) TSH wirkt über Rezeptoren im Zellkern auf die Expression von Genen ein.
(B) Die Rezeptoren für T3 und T4 befinden sich hauptsächlich auf der Zellmembran.
(C) Thyreoglobulin wird von Pendrin jodiert.
(D) Thyreozyten produzieren mehr T3 als Thyroxin.
(E) T3 hemmt die Ausschüttung von TSH.

131. Welche Aussage lässt sich nicht aus dem Text ableiten?

(A) Ein zu niedriges TSH kann auch zu einem eingeschränkten Wachstum der Thyreozyten führen.

(B) Ein Anstieg der Körpertemperatur kann durch eine Unterfunktion der Schilddrüse bedingt sein.

(C) T3 beeinflusst die Expression von Genen.

(D) T3 Rezeptoren befinden sich auch in den Mitochondrien.

(E) Ein hohes T3 verursacht einen Abfall von TSH.

132. Welche Aussage(n) lassen sich aus dem Text ableiten?

I. T3 und T4 werden aus jodiertem Thyreoglobulin im Thyreozyten freigesetzt.

II. Nahrungsgewohnheiten können keinen Einfluss auf die Produktion von Schilddrüsenhormonen ausüben.

III. Störungen der kognitiven Entwicklung von Neugeborenen können durch eine übermäßige Produktion von T3 bedingt sein.

(A) Keine Aussage lässt sich ableiten.

(B) Nur Aussage I lässt sich ableiten.

(C) Nur Aussage II lässt sich ableiten.

(D) Nur die Aussagen I und III lassen sich ableiten.

(E) Alle Aussagen lassen sich ableiten.

23. Der weibliche Zyklus[29]
Niveau: mittel – schwer

Der Menstruationszyklus (auch Ovarialzyklus) ist ein ungefähr einen Monat andauernder Vorgang im Körper der Frau. Als Beginn eines Menstruationszyklus ist der erste Tag der Monatsblutung festgelegt worden. Der Zyklus endet nach dieser Definition am Tag vor dem Einsetzen der Blutung. Der Zyklus wird in zwei Phasen unterteilt. Der Abschnitt zwischen dem Eintritt der Menstruation und dem Eisprung wird als Desquamations- und Proliferationsphase oder Follikelphase bezeichnet und ist in seiner Dauer variabel. Die Phase zwischen Eisprung und dem Beginn der nächsten Menstruation wird als Sekretions- oder Lutealphase bezeichnet. Sie dauert konstant in etwa 14 Tage. Als „normal" angesehen werden Zyklen, die 23 bis 35 Tage dauern. Jedoch dauern 5% der Zyklen gesunder Frauen länger als 35 Tage.

In der ersten Zyklushälfte wird die alte Schleimhautschicht der Gebärmutter mit der Regelblutung abgestoßen und ausgeschwemmt (Desquamationsphase) und nach Ende der Blutung unter Einfluss des im Eierstock gebildeten Östrogens neu aufgebaut (Proliferationsphase). Parallel dazu reift im Eierstock, dem Ovar, ein Ovarialfollikel heran, der die Eizelle enthält (Follikelphase). Unter dem Einfluss des Follikelstimulierenden Hormons (FSH) aus der Hypophyse wachsen zu Beginn des einzelnen Ovarialzyklus jeweils 5 bis 15 Primordialfollikel in einem Eierstock heran. Dabei vermehren sich sowohl die Follikel- als auch die Thekazellen des Eierstocks. Die sich vermehrenden Follikelzellen bilden Progesteron und geben dieses in die Follikelhöhle ab, was die Eireifung unterstützt. Die Granulosazellen produzieren mit Hilfe der Aromatase Östrogen, aus dem aus den Thekazellen stammenden Testosteron, das in die Blutbahn gelangt und unter anderem die Gebärmutterschleimhaut (Endometrium) in die Proliferationsphase (Vorbereitung auf eine Einnistung) bringt. Ein Primordialfollikel wächst und reift über Primär- und Sekundärfollikel zum Tertiär- oder Graaf-Follikel. In der Regel entwickelt sich nur einer der Primordialfollikel zum reifen und sprungbereiten Tertiärfollikel heran, die übrigen gehen zugrunde und werden zu Bindegewebe. Mit dem Follikelsprung (auch Eisprung oder Ovulation) wird nun eine Eizelle ausgestoßen, die nach vielen Jahren der Ruhe im Dictyotänstadium nun die erste Reifeteilung beendet hat, womit die Lutealphase oder Sekretionsphase beginnt.

Der Eisprung findet unter dem Einfluss von LH (luteinisierenden Hormons) bei einem 28 Tage dauernden Zyklus ungefähr in der Mitte desselben statt. Zu diesem Zeitpunkt ist die Konzentration an Östrogen im Blut am höchsten. Obwohl es zwei Eierstöcke gibt, wird normalerweise nur eine Eizelle pro Zyklus entwickelt. Welcher Eierstock zum Follikel-Lieferanten wird ist im Wesentlichen zufällig. Steigt der Spiegel des FSH, wird die Reifung des Follikels angeregt. Der Follikel sondert Inhibin ab, welches das Ansteigen des FSH-Spiegels und somit eine Reifung eines weiteren Follikels verhindert. So ist es jedes Mal unterschiedlich, ob der linke oder rechte Eierstock den Follikel produziert, nach dem Verlust eines Eierstocks ist der andere normalerweise in der Lage, die Aufgaben allein zu erfüllen. Bei manchen Frauen wird der Follikelsprung von einem charakteristischen Schmerz begleitet, dem sogenannten Mittelschmerz, der mehrere Stunden dauern kann. Die Eizelle hat einen Durchmesser von etwa 0,1 mm und braucht etwa drei Tage für die Wanderung durch den Eileiter zur Gebärmutter. In den ersten 12 bis 24 Stunden nach der Ovulation kann das Ei von einem Spermium befruchtet werden.

Nach dem Eisprung wird durch die Wirkung des luteinisierenden Hormons (LH) aus den Zellen des Graafschen Follikels das Corpus luteum (Gelbkörper) gebildet, der ebenfalls

---

29   Vgl. Wikipedia - Menstruationszyklus 2012

unter LH-Einfluss das Hormon Progesteron produziert. Die Kombination aus Östrogen- und Progesteronwirkung führt in der Gebärmutterschleimhaut zu einem weiteren Ausbau der Gefäßversorgung und zu einer Abgabe von nährstoffhaltigem Sekret aus den Drüsen der Schleimhaut (Dezidualisierung). Die Schleimhaut ist nun auf die Einnistung (Nidation) der befruchteten Eizelle vorbereitet. Kommt es nicht zu einer Schwangerschaft, geht der Gelbkörper im Eierstock zugrunde und wird durch eine narbige Umwandlung zum Weißkörper (Corpus albicans). Die Progesteronproduktion versiegt. Ohne die hormonelle Unterstützung kann die Schleimhaut nicht aufrechterhalten werden und wird abgestoßen, es kommt mit Beginn des nächsten Zyklus zur Blutung.

133. Welche Aussage ist dem Text zufolge richtig?
(A) Die Follikelphase hat eine konstante Dauer.
(B) Ein verlängerter Ovarialzyklus ist immer krankhaft.
(C) FSH stammt aus dem Ovar.
(D) Während eines Ovarialzyklus reifen 5–15 Graaf-Follikel heran.
(E) Bei jeder zwanzigsten Frau dauert ein Ovarialzyklus länger als die Norm.

134. Welche Aussage lässt sich nicht aus dem Text ableiten?
(A) In der Regel dauert ein Ovarialzyklus ungefähr einen Monat.
(B) Während der Sekretionsphase wird Progesteron vom Corpus albicans gebildet.
(C) Während der Follikelphase proliferiert das Endometrium.
(D) Die Eizelle kann nur für kurze Zeit befruchtet werden.
(E) LH hat einen Einfluss auf den Zeitpunkt der Ovulation.

135. Welche Aussage(n) lassen sich aus dem Text ableiten?
  I. Das Corpus Luteum geht aus dem Graaf-Follikel hervor.
  II. Ohne das Corpus luteum wäre eine Nidation nicht möglich.
  III. Die Eizelle wird meist in der Gebärmutter befruchtet.

(A) Keine Aussage lässt sich ableiten.
(B) Nur Aussage I lässt sich ableiten.
(C) Nur die Aussagen I und II lassen sich ableiten.
(D) Nur die Aussagen II und III lassen sich ableiten.
(E) Alle Aussagen lassen sich ableiten.

136. Welche Aussage ist dem Text zufolge richtig?
(A) Bei einem 35-tägigen Ovulationszyklus findet die Ovulation genau in der Mitte statt.
(B) Die Sekretionsphase beginnt mit dem ersten Tag der Regelblutung.
(C) Progesteron führt zu einer Dezidualisierung des Endometrium.
(D) Die Eizelle ist nach der Ovulation mehrere Tage befruchtbar.
(E) Der Mittelschmerz tritt typischerweise zu Beginn der Follikelphase auf.

137. Welche Aussage lässt sich nicht aus dem Text ableiten?
(A) Der Graaf-Follikel entwickelt sich aus einem Primordialfollikel.
(B) Ein Ovar reicht aus um fortpflanzungsfähig zu sein.
(C) Desquamationsphase und Follikelphase laufen gleichzeitig ab.
(D) Bei Frauen gibt es meistens einen dominanten Ovar in dem die Follikel heranreifen.
(E) LH hat Einfluss auf das Corpus luteum.

138. Welche Aussage(n) lassen sich aus dem Text ableiten?

   I.   Die Nidation ist Voraussetzung für das Überleben des Corpus luteum.

   II.   Östrogen entsteht mittels Aromatase aus Testosteron.

   III.   Inhibin verhindert das Heranreifen mehrerer Graaf-Follikel.

(A) Keine der Aussagen lässt sich ableiten.

(B) Nur Aussage I lässt sich ableiten.

(C) Nur die Aussagen I und II lassen sich ableiten.

(D) Nur die Aussagen II und III lassen sich ableiten.

(E) Alle Aussagen lassen sich ableiten.

24. Die DNA-Replikation[30]

Niveau: schwer

In Zellen liegt die DNA als Doppelstrang vor, der aus zwei komplementären, antiparallelen (gegenläufigen) Einzelsträngen besteht. Dieser Doppelstrang ist zusätzlich in Form einer Doppelhelix in sich verdrillt. Um repliziert, das heißt verdoppelt, werden zu können, muss sie entwunden werden. Die Folge der Entwindung der DNA an einer Stelle ist die zunehmende Verdrillung des gesamten DNA-Doppelstranges. Um Torsionsspannungen bei der Entwindung entgegenzuwirken, läuft vor jeder Replikationsgabel eine Topoisomerase, die die Verdrillung vermindern kann (Entspannungsreaktion). Dazu ist die Spaltung der DNA-Stränge notwendig. Je nach Topoisomerase werden kontrolliert Einzel- oder Doppelstrangbrüche durchgeführt. Nach der Entwindung werden die zuvor gespaltenen Phosphorsäureesterbindungen des Zucker-Phosphat-Gerüsts der DNA durch die Topoisomerase wieder geknüpft. Die Verbindung der beiden DNA-Einzelstränge erfolgt über die Ausbildung von Basenpaaren (bp). Als (bp) bezeichnet man zwei Nukleobasen (es gibt Adenin (A), Thymin (T), Guanin (G) und Cytosin (C)) auf den gegenüberliegenden Einzelstrangabschnitten die zueinander komplementär sind (d.h. sich gegenseitig ergänzen) und dadurch Wasserstoffbrückenbindungen (H-Brücken) miteinander ausbilden. Hierbei bindet Adenin ausschließlich mit Thymin unter Ausbildung von zwei H-Brücken und Guanin ausschließlich mit Cytosin unter Ausbildung von drei H-Brücken.

Die Anzahl der Basenpaare eines Gens stellt ein wichtiges Maß der Information dar, die im Gen gespeichert ist. Für die Initiation, das heißt den Beginn der Replikation bei Prokaryoten (Bakterien oder Archaeen) ist ein spezieller Ort, der Replikationsursprung, auf der meist ringförmigen DNA notwendig, der den Startpunkt bestimmt. Dieser wird als Origin (Ursprung) bezeichnet und ist bei vielen Bakterienstämmen, wie beispielsweise Escherichia coli gut aufgeklärt. Der Origin umfasst 245 Basenpaare (bp) und enthält eine Tandemanordnung mit AT-reichen Sequenzen, der sogenannten Consensus-Sequenz. An dieser Stelle werden durch ein weiteres Enzym, die Helicase, die Wasserstoffbrückenbindungen zwischen den beiden DNA-Einzelsträngen aufgetrennt. Durch die ATP-abhängige, energieaufwändige Auftrennung des Doppelstranges, die durch die Helicase katalysiert wird entstehen am Origin zwei Replikationsgabeln, die während der Replikation bidirektional, d.h. in beide Richtungen, auseinanderlaufen. Damit sich die Basen nicht wieder über Wasserstoffbrückenbindungen paaren, halten sogenannte Einzelstrang-bindende Proteine („SSB-Protein" für engl. „single-strand-binding-protein") die einzelnen Stränge auseinander. Im Anschluss an die Öffnung des DNA-Doppelstranges folgt das Priming. An den nun freien Einzelsträngen wird durch eine RNA-Polymerase, die sog. Primase, ein kurzes RNA-Stück, der Primer (etwa 10 bp lang) gesetzt. Dieser Komplex aus DNA-Einzelstrang und Primer wird als Primosom bezeichnet und ist notwendig, da der Hauptkomplex der Replikation, die DNA-Polymerase mit der Synthese (Zusammensetzung) des jeweils zweiten Stranges DNA nur an einer freien 3'-OH-Gruppe beginnen kann. Das heißt, die DNA-Polymerase benötigt den Primer als „Starthilfe" für die Replikation, da die für die Synthese des Primer eingesetzte RNA-Polymerase nur den DNA-Einzelstrang als Matrize (Vorlage) benötigt. Sobald die DNA-Polymerase mit der Replikation des Einzelstranges beginnt, spricht man von der Elongationsphase. In der Elongationsphase synthetisiert die DNA-Polymerase die komplementären Stränge zu den Einzelsträngen. Die Basen der Einzelstränge werden nacheinander abgelesen und nach dem Prinzip der Basenpaarung im synthetisierten Strang entsprechend nacheinander eingebaut.

---

30   Vgl. Wikipedia - Replikation 2012

Für die DNA-Synthese notwendige Bausteine liegen in Form der freien Nukleotide (aktivierte Nukleobasen) in der Zelle vor. Der Abschluss der DNA-Replikation wird als Termination bezeichnet. Bei den Prokaryoten mit einer ringförmig aufgebauten DNA sind gegenüber dem Origin gelegene Terminationssequenzen gefunden worden. Dabei handelt es sich um (bp)-Folgen, die die Termination einleiten. Normalerweise muss die Termination nicht besonders ausgelöst werden, da, wenn zwei Replikationsgabeln aufeinander treffen bzw. die DNA, wie beispielsweise bei einer linearen Form, endet, die Replikation damit automatisch beendet wird. Es handelt sich hierbei um ein Kontrollelement, damit die Replikation bei verschiedenen Replikationsgeschwindigkeiten beider Replikationsgabeln kontrolliert an einem bestimmten Punkt endet. Die Terminationsstellen sind Bindeorte für das Protein Tus (terminus utilizing substance). Dieses blockiert die Helikase und bringt damit die Replikation zum Stillstand.

139. Welche Aussage zur DNA-Replikation lässt sich aus dem Text ableiten?
(A) Die DNA kann in Form einer Doppelhelix repliziert werden.
(B) Für die Initiation ist das Protein Tus von entscheidender Bedeutung.
(C) Zur Entwindung der DNA werden Phosphorsäureesterbindungen durch die Helicase gespalten.
(D) Die RNA-Polymerase benötigt den Primer als Starthilfe.
(E) Topoisomerasen erzeugen kontrollierte Strangbrüche.

140. Welche Aussage zu Basenpaaren lässt sich aus dem Text nicht ableiten?
(A) Die Bindung zwischen den DNA-Einzelsträngen erfolgt über H-Brücken.
(B) Komplementäre Nukleobasen ergänzen sich zu einem Basenpaar.
(C) Adenin bindet mit Thymin unter Ausbildung von zwei Wasserstoffbrücken.
(D) Die Anzahl der Basenpaare ist ein wichtiges Maß für den Informationsgehalt eines Gens.
(E) Alle Nukleobasenbindungen bilden die gleiche Anzahl an H-Brücken aus.

141. Welche Aussage(n) sind dem Text zufolge richtig?
I. Bei Archaeen wird der Replikationsursprung als Origin bezeichnet.
II. In der Elongationsphase synthetsiert die RNA-Polymerase die komplementären DNA-Stränge.
III. Der Primer ist ein 10 bp langes DNA-Stück.

(A) Nur Aussage I lässt sich ableiten.
(B) Nur Aussage III lässt sich ableiten.
(C) Nur die Aussagen I und III lassen sich ableiten.
(D) Nur die Aussagen II und III lassen sich ableiten.
(E) Alle Aussagen lassen sich ableiten.

142. Welche Aussage zur Initiation lässt sich aus dem Text nicht ableiten?
(A) Der Ursprung ist 245 bp lang.
(B) SSB-Proteine halten die DNA-Einzelstränge auseinander.
(C) Die Consensus-Sequenz ist reich an Adenin und Thymin.
(D) Die Helikase trennt die H-Brücken zwischen den DNA-Einzelsträngen ohne Energie zu verbrauchen.
(E) Bei Escheria Coli ist der Replikationsursprung weitgehend bekannt.

143. Welche Aussage lässt sich aus dem Text nicht ableiten?

(A) Das Primosom besteht aus Primer und DNA.

(B) Die Helikase wird durch das Protein Tus blockiert.

(C) Bei Prokaryoten sind Terminationssequenzen für die Termination zwingend notwendig.

(D) Die Primase bildet RNA.

(E) Für die DNA-Synthese sind Nukleotide notwendig.

144. Welche Aussage(n) sind nicht aus dem Text ableitbar?

I. Die Topoisomerase kann ausschließlich kontrollierte Einzel- und Doppelstrangbrüche verursachen.

II. Die Bindung von Guanin und Cytosin ist identisch mit der von Adenin und Thymin.

III. Ohne die RNA-Polymerase ist eine DNA-Replikation nicht möglich.

(A) Keine der Aussagen lässt sich aus dem Text nicht ableiten.

(B) Nur die Aussage III lässt sich nicht ableiten.

(C) Nur die Aussagen I und II lassen sich nicht ableiten.

(D) Nur die Aussagen II und III lassen sich nicht ableiten.

(E) Alle Aussagen lassen sich nicht ableiten.

25. Das Extrapyramidalmotorische System[31]

Niveau: schwer

Das Extrapyramidalmotorische System (EPMS) hat seinen Ursprung sowohl im motorischen Cortex (Brodmann-Areale 6 und 8 = Areae extrapyramidales) als auch in zahlreichen anderen Kerngebieten des Gehirns. Sein wichtigster Bestandteil sind die Basalganglien. Hierzu gehören der Nucleus caudatus, der zusammen mit dem Putamen das Corpus striatum bildet, das von der Capsula interna durchzogen wird. Ferner zählen zu den Basalganglien das Pallidum, die Substantia nigra und der Nucleus subthalamicus. Das EPMS steuert vornehmlich die gröber erscheinenden Bewegungsabläufe vor allem der Rumpf- (tonische Halte- und Stützmotorik) und proximalen Extremitätenmuskulatur (sog. Massenbewegungen) und stellt damit quasi die Grundlage für die pyramidal verschaltete Feinmotorik dar. Weiterhin beeinflusst das EPMS stark den Muskeltonus (rubrospinale Bahnen) und sorgt zudem durch die Verschaltung unter anderem mit dem Kleinhirn (Cerebellum), dem optischen Reflexzentrum und den Gleichgewichtskernen für die Harmonie der Bewegungen und Korrektur der Körperhaltung.

Erkrankungen die mit einer Funktionsstörung der Basalganglien einhergehen zeigen daher typische Veränderungen des EPMS. Der Morbus Parkinson ist beispielsweise eine degenerative Erkrankung der Substantia nigra. Dabei kommt es zu einem Absterben von Nervenzellen in der pars compacta der Substantia nigra, die Dopamin herstellen und durch ihre Axone in das Putamen transportieren. Erste Krankheitszeichen fallen erst auf, wenn ca. 70% dieser dopaminergen (Dopamin produzierenden) Zellen abgestorben sind. Der Dopaminmangel führt letztlich zu einem Ungleichgewicht in der Funktion der Basalganglien. Der Botenstoff Glutamat liegt dabei relativ im Überschuss vor.

Dabei hemmt letztlich der Globus pallidus internus die motorische Aktivierung der Hirnrinde durch den Thalamus. Dies führt zu den Hauptsymptomen Rigor (Muskelstarre), Tremor (Zittern) und Hypokinese (verlangsamte Bewegung), aber auch zur Verlangsamung der geistigen Prozesse (Bradyphrenie). Neben dem Dopaminmangel wurden auch Veränderungen anderer Neurotransmitter festgestellt. So zeigte sich in einigen Regionen des Hirnstammes ein Serotonin-, Acetylcholin- und Noradrenalin-Mangel.

Bei einer anderen Erkrankung des EPMS, Chorea Huntington, ist vor allem das Putamen betroffen, welches ein Teil des Corpus striatum in den Basalganglien ist und über einen direkten und über einen indirekten Pfad Einfluss auf den Globus pallidus internus nehmen kann. Der indirekte wirkt dem direkten Pfad entgegen. Der insgesamt hemmende Effekt des indirekten Pfades wird im Gesunden über folgende Stationen erreicht. Die bewegungshemmenden Anteile des Striatums hemmen ihrerseits den Globus pallidus pars lateralis/externus. Dieser verringert nun seinen hemmenden Effekt auf den Nucleus subthalamicus wodurch dessen Aktivität verstärkt wird. Da der Nucleus subthalamicus glutamaterge Efferenzen zum Globus pallidus internus besitzt, fördert er dessen hemmende Wirkung auf den Thalamus.

---

31   Vgl. Wikipedia - Extrapyramidalmotorisches System 2012

Bei Menschen mit Chorea Huntington degenerieren in erster Linie GABA-erge (GABA ist ein inhibitorischer, hemmender Botenstoff) Neurone, das heißt der Anfang des indirekten Pfades ist zerstört. Dies hat zur Folge, dass der Globus pallidus internus über den direkten Weg stärker gehemmt wird als bei gesunden Menschen. Da der Globus pallidus internus seinerseits normalerweise den Thalamus inhibiert, wird dieser nun weniger gehemmt, also aktiviert (= Disinhibition).

Die Konsequenz ist eine Übererregung des Thalamus und des Cortex. Da die indirekten Verbindungen im Verlauf meist zuerst zerstört werden, steht am Anfang der Erkrankung eine Überaktivierung mit überschießenden Bewegungen im Vordergrund. Im weiteren Verlauf gehen auch die direkten Verbindungen verloren und es dominieren Bewegungsarmut (Akinese) und Steifheit (Rigor).

145. Welche Aussage ist dem Text zufolge richtig?
(A) Die Basalganglien haben keinen Kontakt zu anderen Hirnarealen.
(B) Das EPMS besteht nur aus den Basalganglien.
(C) Nucleus caudatus und Pallidum bilden das Corpus striatum.
(D) Das EPMS steuert die Feinmotorik.
(E) Bei Chorea Huntington kommt es zu einer verminderten Hemmung des Thalamus.

146. Welche Aussage lässt sich nicht aus dem Text ableiten?
(A) Areae extrapyramidales werden auch als Brodmann-Areale bezeichnet.
(B) Die Capsula interna ist Teil der Basalganglien.
(C) Dopamin ist ein wichtiger Transmitter des EPMS.
(D) Bei Parkinson kommt es auch zu einer Bradyphrenie.
(E) Das EPMS hat Verbindungen zum Cerebellum.

147. Welche Aussage(n) lassen sich aus dem Text ableiten?
I.   Das Corpus striatum hat nur eine funktionelle Verbindung zum Globus pallidus internus.
II. Unter Disinhibition versteht man den Verlust von hemmenden Einflüssen.
III. Bei Chorea Huntington kommt es anfangs zur Ausbildung übermäßiger Bewegungen.

(A) Keine Aussage lässt sich ableiten.
(B) Nur Aussage I lässt sich ableiten.
(C) Nur die Aussagen I und II lassen sich ableiten.
(D) Nur die Aussagen II und III lassen sich ableiten.
(E) Alle Aussagen lassen sich ableiten.

148. Welche Aussage ist dem Text zufolge richtig?
(A) Bei Parkinson beschränkt sich die Symptomatik auf das EPMS.
(B) Bei Parkinson ist der Dopaminmangel die einzige Veränderung von Neurotransmittern.
(C) Der ursächliche Defekt bei Parkinson liegt in der Substantia nigra.
(D) Das EPMS hat keinen Einfluss auf den Muskeltonus.
(E) GABA ist ein aktivierender/verstärkender Neurotransmitter.

149. Welche Aussage lässt sich nicht aus dem Text ableiten?

(A) Der Nucleus Subthalamicus fördert den Globus pallidus internus über Glutamat.

(B) Der Nucleus Subthalamicus hat insgesamt eine bewegungsfördernde Wirkung.

(C) Chorea Huntington ist eine Erkrankung des EPMS.

(D) Ein Verlust der Hälfte der dopaminergen Zellen der Substantia nigra führt zu keiner starken Hypokinese.

(E) Das EPMS nimmt Einfluss auf die Körperhaltung.

150. Welche Aussage(n) lassen sich aus dem Text ableiten?

I. Bei Parkinson kann sich, im Gegensatz zu Chorea Huntington, ein Rigor ausbilden.

II. Der Globus pallidus internus fördert den Thalamus.

III. Bei Chorea Huntington spielt GABA nur eine untergeordnete Rolle

(A) Keine Aussage lässt sich ableiten.

(B) Nur Aussage I lässt sich ableiten.

(C) Nur Aussage II lässt sich ableiten.

(D) Nur die Aussagen I und III lassen sich ableiten.

(E) Alle Aussagen lassen sich ableiten.

26. Das Herz-Kreislauf-System[32]

Niveau: schwer

Etwa ab dem 21. Tag nach der Konzeption (ca. 35. Tag nach dem ersten Tag der letzten Regelblutung – gynäkologische Schwangerschaftsrechnung) beginnt das Herz des Embryos zu schlagen, in den folgenden Wochen wird auch die Lunge angelegt. Da die Lungen des Fötus im Mutterleib noch funktionslos sind, bezieht er sein sauerstoffreiches Blut über die Nabelschnur aus der Plazenta. Das sauerstoffreiche Blut gelangt aus der Nabelvene (Vena umbilicalis) in der Nabelschnur über den Ductus venosus (Ductus Arantii) in die untere Hohlvene (vena cava inferior) und umgeht damit zum Großteil die Leber, ein kleinerer Teil versorgt über die Pfortader die Leber mit sauerstoffreichem Blut, welches dann über die Vena hepatica ebenfalls in die untere Hohlvene mündet. Aus der vena cava inferior gelangt das gesamte Blutvolumen in den rechten Vorhof.

Bereits in der unteren Hohlvene mischt sich das Sauerstoffreiche Blut des Ductus venosus mit dem sauerstoffarmen Blut aus dem Körperkreislauf und aus der Leber und wird zu Mischblut. Ein Teil strömt durch das Foramen ovale in den linken Vorhof, wird in die linke Herzkammer gepumpt und verlässt das Herz durch die Aorta, um zuerst das Gehirn, das am empfindlichsten auf Sauerstoffmangel reagiert, und den oberen Teil des Körpers zu versorgen. Aus der rechten Kammer gelangt das übrige Blut in den Truncus pulmonalis, ein Teil (etwa ein Drittel) wird in die noch nicht entfalteten Lungen gepumpt.

Durch die geringe Sauerstoffversorgung der Lunge sind die Lungengefäße verengt, was den Fließwiderstand erhöht. Die restlichen zwei Drittel des sauerstoffangereicherten Blutes gelangen vom Truncus pulmonalis noch vor der Lunge über den Ductus arteriosus (Ductus Botalli) in die Aorta (Rechts-Links-Shunt) hinter den Abgängen zum Gehirn und umgehen damit ebenfalls den Lungenkreislauf. Dieses Mischblut versorgt den unteren Teil des Körpers, bis der größte Teil über die von den inneren Beckenarterien (Arteria iliaca interna) abgehenden Nabelarterien wieder in die Plazenta fließt, wo es mit Sauerstoff angereichert wird.

Bei der Geburt endet die Versorgung durch die Plazenta. Dies lässt den Kohlendioxidgehalt im Blut ansteigen, was durch Chemorezeptoren am Hirnstamm einen starken Anreiz zum Atmen erzeugt. Durch das Heben des Brustkorbs sinkt der Druck innerhalb des Brustkorbes. Dies führt zum Leersaugen von Plazenta und Nabelvene und zur Entfaltung der Lungen. Da diese nun das Blut mit Sauerstoff anreichern, weiten sich die Gefäße in der Lunge, was den Gefäßwiderstand reduziert. Deshalb gelangt mehr Blut in die Lungen, die Flussrichtung im Ductus arteriosus kehrt sich um. Bis zu dessen Schließung wird die Lunge noch kurze Zeit mit Aortenblut versorgt. Nach dem Verschluss wird der Ductus arteriosus zum Ligamentum arteriosum. Während die Blutmenge im rechten Vorhof durch den Wegfall des Zuflusses aus der Plazenta abnimmt, steigt sie im linken Vorhof durch die Versorgung der Lunge. Die resultierende Druckumkehr in den Vorhöfen führt dazu, dass sich das Foramen ovale ebenfalls innerhalb der ersten zwei Wochen nach der Geburt verschließt. Ebenso verschließt sich der Ductus venosus.

Hierbei kann es im Rahmen der nachgeburtlichen Kreislaufumstellung zu zahlreichen Problemen, wie beispielsweise eines persistierenden (sich nicht verschließenden) Ductus arteriosus (PDA), kommen. Ein kleiner PDA verursacht keinerlei Symptome und fällt im Rahmen der Vorsorgeuntersuchungen nur durch ein stethoskopisch hörbares Geräusch (Maschinengeräusch) auf. Ein größerer PDA bedeutet einen Links-Rechts-Shunt, bei dem Blut aus dem

---

32 Vgl. Wikipedia - Blutkreislauf 2012

arteriellen Körperkreislauf direkt wieder in den Lungenkreislauf gelangt. Dadurch kann es zu Zeichen einer Herzinsuffizienz und einer vermehrten Infektanfälligkeit der Kinder kommen. Da ein größerer PDA auch ein höheres Risiko einer Endokarditis birgt, wird er in der Regel medikamentös, mittels Ibuprofen, verschlossen. In Verbindung mit verschiedenen komplexen angeborenen Herzfehlern (z. B. Transposition der großen Arterien) wird ein Ductus arteriosus hingegen durch die Gabe von Prostaglandinen künstlich offengehalten, um das Überleben der Kinder sicherzustellen.

151. **Welche Aussage(n) zum embryonalen Kreislauf lassen sich aus dem Text ableiten?**
- I. Durch die Nabelarterien fließt sauerstoffreicheres Blut als durch den Ductus venosus Arantii.
- II. Das Blut der Vena umbilicalis ist sauerstoffreicher als das der unteren Hohlvene.
- III. Das gesamte Blutvolumen fließt durch den linken Vorhof.

- (A) Keine Aussage lässt sich ableiten.
- (B) Nur Aussage I lässt sich ableiten.
- (C) Nur Aussage II lässt sich ableiten.
- (D) Nur die Aussagen II und III lassen sich ableiten.
- (E) Alle Aussagen lassen sich ableiten.

152. **Welche Aussage bezüglich des embryonalen Kreislaufs ist dem Text zufolge richtig?**
- (A) Vor der Geburt ist der Fließwiderstand in den Lungengefäßen gering.
- (B) Der Ductus Botalli ist von entscheidender Bedeutung für die Versorgung der oberen Körperhälfte.
- (C) Der Großteil des Blutes aus der rechten Kammer geht in die Lungengefäße.
- (D) Der Ductus arteriosus stellt vor der Geburt einen Links-Rechts-Shunt dar.
- (E) Nach der Geburt durchfließt mehr Blut den linken Vorhof als vorgeburtlich.

153. **Welche Aussage lässt sich nicht aus dem Text ableiten?**
- (A) Das Herz des Embryos beginnt in etwa 5 Wochen nach der letzten Regelblutung zu schlagen.
- (B) Die Sauerstoffsättigung des Blutes beim Embryo übernimmt die Plazenta.
- (C) Das Gehirn reagiert besonders sensibel auf Sauerstoffmangel.
- (D) Durch den Ductus venosus und die Vena umbilicalis fließen das gleiche Blutvolumen.
- (E) Die Nabelarterien entspringen direkt aus der inneren Beckenarterie.

154. **Welche Aussage zum vorgeburtlichen Kreislauf ist dem Text zufolge richtig?**
- (A) Durch den linken Vorhof fließt ein größeres Blutvolumen als durch die linke Herzkammer.
- (B) Durch den rechten Vorhof fließt ein größeres Blutvolumen als durch die rechte Herzkammer.
- (C) Durch den Ductus Arantii fließt ein größeres Blutvolumen als durch die Nabelarterien.
- (D) Das gesamte Blut, das den rechten Vorhof durchströmt, fließt anschließend in den linken Vorhof.
- (E) Durch den linken Vorhof fließt genauso viel Blut wie durch den rechten Vorhof.

155. Welche Aussage kann nicht aus dem Text abgeleitet werden.

(A) Ein PDA muss nicht immer verschlossen werden.

(B) Steigende Kohlenstoffdioxidspiegel im Blut stellen einen starken Atemreiz dar.

(C) Ibuprofen kann zum Verschluss eines PDA verwendet werden.

(D) Nach dem Verschluss entsteht aus dem Ductus Arantii das ligamentum arteriosum.

(E) Beim PDA handelt es sich um einen Links-Rechts-Shunt.

156. Welche Aussage(n) lassen sich aus dem Text ableiten?

I. Nach der Geburt kann sich die Flussrichtung im Ductus Botalli ändern.

II. Nach der Geburt schließt sich das Foramen ovale.

III. Bei einer Transposition der Großen Arterien müssen dem Neugeborenen Prostaglandine verabreicht werden.

(A) Keine Aussage lässt sich ableiten.

(B) Nur Aussage II lässt sich ableiten.

(C) Nur die Aussagen I und II lassen sich ableiten.

(D) Nur die Aussagen I und III lassen sich ableiten.

(E) Alle Aussagen lassen sich ableiten.

27. Die Hypophyse[33]
Niveau: schwer

Die Hypophyse ist eine Hormondrüse, der eine zentrale übergeordnete Rolle bei der Regulation des neuroendokrinen Systems im Körper zukommt. Die Hypophyse sitzt in der Sella turcica, einer knöchernen Vertiefung der Schädelbasis auf Höhe der Nase und mitten im Schädel, direkt unterhalb des Hypothalamus. Eine geläufige deutsche Bezeichnung ist Hirnanhangsdrüse, die lateinisch-anatomische Bezeichnung ist Glandula pituitaria.

Die Hypophyse ist mit dem Hypothalamus über den Hypophysenstiel (Infundibulum) verbunden und wird in Hypophysenvorderlappen (HVL oder Adenohypophyse), Hypophysenhinterlappen (HHL oder Neurohypophyse) und Hypophysenzwischenlappen (HZL) eingeteilt. Entwicklungsgeschichtlich und funktionell unterscheiden sich die Hypophysenlappen voneinander. Während die Adenohypophyse aus einer Ausstülpung des Rachendaches, der sogenannten Rathke-Tasche, hervorgeht und sich der Neurohypophyse anlagert, ist die Neurohypophyse eine Ausstülpung des Zwischenhirns. Dieser Unterschied ist histologisch zu erkennen, denn während in der Adenohypophyse verschiedene in Ballen angeordnete endokrine Drüsenzellen vorkommen, dominieren in der Neurohypophyse vor allem Nervenzellfortsätze, sogenannte Axone, deren Zellkörper im Hypothalamus liegen. Somit vermag die Adenohypophyse Hormone unter Kontrolle des Hypothalamus selbst zu bilden und die Neurohypophyse ist hingegen als Speicher- und Sekretionsorgan für die im Hypothalamus gebildeten Hormone zuständig.

Bei den Hormonen des Hypophysenvorderlappens (Adenohypophyse) werden Hormone, die direkt auf ihre Zielorgane einwirken (nicht-glandotrope Hormone) und solche, welche die Hormonproduktion nachgelagerter endokriner Drüsen stimulieren (glandotrope Hormone), unterschieden. Direkt auf ihre Zielorgane wirken das Wachstumshormon Somatotropin (STH) sowie Prolactin. Bei den glandotropen Hormonen werden die auf die Keimdrüsen (Gonaden) wirkenden gonadotropen Hormone follikelstimulierendes Hormon (FSH) und luteinisierendes Hormon (LH) sowie die nicht-gonadotropen Hormone, nämlich das die Nebennierenrinde stimulierende adrenocorticotrope Hormon (ACTH) und das die Schilddrüse stimulierende thyroideastimulierendes Hormon (TSH) unterschieden. Durch Prozessierung eines größeren Vorläuferpeptides, des Proopiomelanocortins (POMC) entstehen neben dem ACTH zudem Melanotropin (MSH), β-Endorphin und met-Enkephalin. Die Hormonproduktion der Adenohypophyse wird mittels Liberinen und Statinen durch den Hypothalamus geregelt.

Bei den Hormonen, die im Hypophysenhinterlappen gespeichert und ausgeschüttet werden, handelt es sich um das Oxytocin sowie das antidiuretische Hormon (ADH), das auch als Adiuretin oder Vasopressin bezeichnet wird. ADH wird im Nucleus supraopticus (Kerngebiet, das sich oberhalb des Sehnervs befindet) gebildet und nimmt über Wasserresorption in der Niere Einfluss auf die Osmolarität des Blutes, Oxytocin wird im Nucleus paraventricularis produziert (Kerngebiet im Hypothalamus) und hat eine wichtige Funktion im Rahmen der Schwangerschaft und der anschließenden Stillphase. Sowohl der Nucleus paraventricularis als auch der Nucleus supraopticus befinden sich im Hypothalamus.

Die Hypophyse wird über vier Arterien mit Blut gespeist. Aus der Pars cavernosa der Arteria carotis interna entspringen zwei Arteriae hypophysiales inferiores, die vor allem im Bereich der Neurohypophyse ein Kapillarnetz bilden, in welches die entsprechenden Hormone abgegeben werden. Aus der Pars cerebralis der Arteria carotis interna entspringen zwei

---

33   Vgl. Wikipedia - Hypophyse 2012

Arteriae hypophysiales superiores, die im Bereich der Eminentia mediana und des Hypophysenstiels Primärplexus bilden, in welchem einige Areale des Hypothalamus ihre Hormone, Liberine und Statine, sezernieren. Über die Venae portales hypophysiales gelangen sie in den Sekundärplexus, der an der Adenohypophyse liegt. In diesem Sekundärplexus gelangen die Hormone des Hypothalamus direkt an ihren Wirkort und es werden die Hormone der Adenohypophyse dort abgegeben, von wo aus sie in den Sinus venosus und damit in den Körperkreislauf abfließen, um ihre Wirkungen zu entfalten.

157. Welche Aussage ist dem Text zufolge richtig?
(A) ACTH gehört zu den nicht-glandotropen Hormonen.
(B) Der Hypophysenvorderlappen ist eine Ausstülpung des Zwischenhirns.
(C) Die Hormone des Hypophysenvorderlappens fließen in den Sinus venosus.
(D) Die Hypophyse steht nicht in Verbindung mit dem Hypothalamus.
(E) Oxytocin ist ein Hormon des Hypophysenvorderlappens.

158. Welche Aussage lässt sich nicht aus dem Text ableiten?
(A) Die Hypophyse ist Teil des neuroendokrinen Systems.
(B) Auf Drüsen stimulierend wirkende Hormone werden als glandotrop bezeichnet.
(C) Die Hypophyse befindet sich in der knöchernen Sella turcica.
(D) Sowohl der HVL als auch der HHL bilden die Hormone selbst.
(E) Die Verbindung zwischen Hypophyse und Hypothalamus ist das Infundibulum.

159. Welche Aussage(n) lassen sich aus dem Text ableiten?
I. Adiuretin wird im Nucleus supraopticus gebildet.
II. Der HHL besteht großteils aus Drüsenzellen.
III. Somatotropin wirkt glandotrop.

(A) Keine Aussage lässt sich ableiten.
(B) Nur Aussage I lässt sich ableiten.
(C) Nur Aussage II lässt sich ableiten.
(D) Nur die Aussagen I und III lassen sich ableiten.
(E) Alle Aussagen lassen sich ableiten.

160. Welche Aussage ist dem Text zufolge richtig?
(A) Der Hypothalamus kontrolliert die Hormonproduktion des HHL über Liberine und Statine.
(B) Die Herkunft des HHL und des HVL sind entwicklungsgeschichtlich gleich.
(C) Aus POMC entsteht ausschließlich ACTH.
(D) Oxytocin wird auch als Vasopressin bezeichnet.
(E) Der Nucleus paraventricularis ist während der Stillphase von entscheidender Bedeutung.

161. Welche Aussage lässt sich nicht aus dem Text ableiten?

(A) Die Neurohypophyse wird hauptsächlich aus dem Pars cavernosa der Arteria carotis interna versorgt.

(B) Melanotropin entsteht in der Adenohypophyse.

(C) LH gehört zu den nicht-gonadotropen Hormonen.

(D) Die Adenohypophyse geht aus dem Rachendach hervor.

(E) Die Neurohypophyse entsteht aus dem Zwischenhirn.

162. Welche Aussage(n) lassen sich aus dem Text ableiten?

I. Nicht alle Hormone des HHL werden im Hypothalamus gebildet.

II. Liberine gelangen über die Venae portales hypophysiales zum Sekundärplexus am HHL.

III. Die Hormone des Hypothalamus müssen erst in den Körperkreislauf bevor sie zur Hypophyse gelangen.

(A) Keine der Aussagen lässt sich ableiten.

(B) Nur Aussage I lässt sich ableiten.

(C) Nur Aussage II lässt sich ableiten.

(D) Nur die Aussagen I und III lassen sich ableiten.

(E) Alle Aussagen lassen sich ableiten.

28. Katecholamine[34] [35] [36]

Niveau: schwer

Katecholamine oder Brenzcatechinamine sind eine Klasse von körpereigenen und künstlichen Stoffen, die an den sympathischen Adrenozeptoren des Herz-Kreislaufsystems und des vegetativen Nervensystems eine zumeist anregende Wirkung haben. Katecholamine fungieren somit als Hormone, die pharmazeutisch zu den Sympathomimetika gezählt werden. Im Speziellen fasst man unter dem Begriff Katecholamin die körpereigenen Hormone und Neurotransmitter Adrenalin, Noradrenalin und Dopamin, sowie die Arzneistoffe Isoprenalin, Dobutamin und Dopexamin zusammen. Die Ansatzpunkte der Katcholamine im Körper sind die α- und β-Adrenozeptoren, zu denen Adrenalin und Noradrenalin eine unterschiedliche Affinität (Bindungsstärke) besitzen und die im Körper ungleich verteilt sind.

α_1-Adrenozeptoren kommen in hoher Dichte im Zentralnervensystem, im sympathisch innervierten Gewebe und insbesondere im kardiovaskulären System und im Urogenitaltrakt vor. Die Stimulierung glattmuskulärer α_1-Adrenozeptoren in Blutgefäßen führt über die Aktivierung der Phospholipase C_β zu einer Freisetzung von Inositoltriphosphat (IP_3), welches wiederum intrazellulär am endoplasmatischen Retikulum die Freisetzung von Calcium-Ionen in die Zelle bewirkt, wodurch es zu einer Vasokonstriktion kommt, die wiederum zu einer Steigerung des Blutdrucks führt. Eine Kontraktion der Organe des Urogenitaltraktes wie beispielsweise der Prostata und des inneren Schließmuskels wird ebenfalls durch α_1-Adrenozeptoren vermittelt und kann somit zu einem Harnverhalt führen.

β-Adrenozeptoren kommen in hoher Dichte im Herzen, in der glatten Muskulatur und im Fettgewebe vor. Eine Aktivierung von β-Adrenozeptoren durch Katecholamine führt über eine Kopplung der gebundenen G-Proteine zu einer Aktivierung nachgeschalteter Signaltransduktionswege. Alle β-Adrenozeptoren sind in der Lage über G_s die Adenylylcyclase zu aktivieren, welche die Konzentration an cAMP im Zytosol der Zelle erhöht und über diese Konzentrationserhöhung die Proteinkinase A aktiviert. Eine Signaltransduktion über $G_{i/o}$-Proteine konnte für β_2- und β_3-Adrenozeptoren nachgewiesen werden, wobei hierbei Kaliumkanäle geöffnet werden, welche einer Erregung der Zellen entgegenwirken. Im menschlichen Organismus ist der β_1-Adrenozeptor insbesondere im Herz zu finden. Dort ist er mit einem Anteil von 70 bis 80% der dominierende β-Adrenozeptor und wirkt unter anderem positiv auf die Inotropie (Schlagkraft), Lusitropie (Muskelentspannung) und Chronotropie (Schlagfrequenz) des Herzens, wodurch das Herzzeitvolumen, das dem Produkt aus Herzfrequenz und Herzschlagvolumen entspricht, ansteigt. Zudem findet er sich auch auf Zellen in der Niere, den juxtaglomerulären Zellen, wieder, wo seine Aktivierung die Freisetzung von Renin bewirkt.

In den glatten Muskelzellen der Bronchiolen und der Arteriolen vermitteln β_2-Rezeptoren die Aktivierung der Proteinkinase A, die dort die MLCK durch Phosphorylierung inhibiert und so eine Erschlaffung der Muskulatur zur Folge hat, wodurch sich die Luftwege und arteriellen Gefäße wieder weiten. Diese vielfältigen Wirkungsmechanismen der Adrenozeptoren werden pharmazeutisch beispielsweise bei der Therapie der arteriellen Hypertension oder der Koronaren Herzkrankheit genutzt, bei der sogenannte Beta-Blocker eingesetzt werden, die die Wirkung der Katecholamine am Herzen deutlich vermindern.

Die Biosynthese der körpereigenen Katecholamine, findet im Nebennierenmark und im

---

34   Vgl. Wikipedia - Katecholamine 2013
35   Vgl. Wikipedia - Alpha-1-Adrenozeptor 2013
36   Vgl. Wikipedia - Beta-Adrenozeptor 2013

Nervensystem statt. Sie geht von der Aminosäure Tyrosin aus, die zunächst mittels des Enzyms Tyrosinhydroxylase zu L-Dopa umgewandelt wird. Im nächsten Schritt entsteht aus L-Dopa mithilfe der aromatische-L-Aminosäure-Decarboxylase Dopamin. Dopamin kann in einem weiteren Schritt zu Noradrenalin hydroxyliert werden, wozu die Dopaminhydroxylase gebraucht wird. Den optionalen letzten Schritt, die Methylierung von Noradrenalin zu Adrenalin, katalysiert die Noradrenalin-N-Methyltransferase.

163. Welche Aussage lässt sich nicht aus dem Text ableiten?
(A) Katecholamine werden aus Tyrosin gebildet.
(B) Im Nervensystem sind vor allem α_1-Adrenozeptoren vorhanden.
(C) Die Aktivierung der Adenylylcyklase führt zur Erschlaffung der Muskulatur.
(D) Die Bindungsstärke der Katecholamine zu den jeweiligen Adrenozeptoren kann variieren.
(E) Dobutamin hat eine den Puls senkende Wirkung.

164. Bei einem Asthmaanfall kommt es zu einer spastischen Kontraktion der Bronchien mit konsekutivem Verschluss der Atemwege.

Welcher Therapieansatz kann dem Text zufolge zu einer Besserung der Symptomatik führen?
(A) Aktivierung der β_1-Adrenozeptoren
(B) Hemmung der β_1-Adrenozeptoren
(C) Aktivierung der β_2-Adrenozeptoren
(D) Hemmung der β_2-Adrenozeptoren
(E) Aktivierung der α_1-Adrenozeptoren

165. Welche Aussage(n) lassen sich aus dem Text ableiten?
I. Sympathomimetika können zu höheren cAMP Spiegel in der Zelle führen.
II. Bei der Biosynthese der Katecholamine wird im letzten Schritt Noradrenalin stets zu Adrenalin umgewandelt.
III. Alle β-Adrenozeptoren haben dieselben Signaltransduktionswege.

(A) Keine Aussage lässt sich ableiten.
(B) Nur Aussage I lässt sich ableiten.
(C) Nur die Aussagen I und II lassen sich ableiten.
(D) Nur die Aussagen I und III lassen sich ableiten.
(E) Alle Aussagen lassen sich ableiten.

166. Patienten mit einer benignen Prostatahyperplasie leiden darunter, dass das Wasserlassen aufgrund der vergrößerten Prostata mechanisch erschwert wird, da der Druck auf die Harnröhre diese von außen komprimiert und verschließt.

Welcher Wirkstoff könnte dem Text zufolge diesen Harnverhalt am ehesten günstig beeinflussen?

(A) Bisoprolol (hemmende Wirkung am β_1-Adrenozeptor)
(B) Salbutamol (aktivierende Wirkung am β_2-Adrenozeptor)
(C) Adrenalin (aktivierende Wirkung an allen Adrenozeptoren)
(D) Phenylephrin (aktivierende Wirkung am α_1-Adrenozeptor)
(E) Tamsulosin (hemmende Wirkung am α_1-Adrenozeptor)

167. Bei der Therapie der Koronaren Herzkrankheit ist welches Präparat dem Text zufolge sicher am besten geeignet?

(A) Bisoprolol (hemmende Wirkung am β_1-Adrenozeptor)
(B) Salbutamol (aktivierende Wirkung am β_2-Adrenozeptor)
(C) Adrenalin (aktivierende Wirkung an allen Adrenozeptoren)
(D) Phenylephrin (aktivierende Wirkung am α_1-Adrenozeptor)
(E) Tamsulosin (hemmende Wirkung am α_1-Adrenozeptor)

168. Welche Aussage(n) lassen sich aus dem Text ableiten?

I. β_1-Adrenozeptor können über Kaliumkanäle Einfluss auf die Erregbarkeit von Zellen nehmen.
II. Dobutamin aktiviert als körpereigenes Katecholamin Adrenozeptoren.
III. Das Herzzeitvolumen wird durch Sympathomimetika gesteigert.

(A) Keine Aussage lässt sich ableiten.
(B) Nur Aussage III lässt sich ableiten.
(C) Nur die Aussagen II und III lassen sich ableiten.
(D) Nur die Aussagen I und III lassen sich ableiten.
(E) Alle Aussagen lassen sich ableiten.

29. Die Blutgruppen[37] [38] [39]

Niveau: schwer

Eine Blutgruppe ist die Beschreibung der individuellen Zusammensetzung der Glykolipide und Proteine (Eiweiße) auf der Oberfläche der Erythrozyten (roten Blutkörperchen) des Menschen. Diese verschiedenen Glykolipide und Proteine wirken als Antigene. Das Immunsystem bildet Antikörper gegen diese fremden Antigene. Wird das Blut verschiedener Blutgruppen gemischt, kommt es folglich zur Verklumpung (Agglutination) der Erythrozyten aufgrund der Bindung fremder Antigene durch körpereigene Antikörper. Vor der Entdeckung der Blutgruppen waren daher Blutübertragungen nur zufällig erfolgreich und endeten oft tödlich.

Beim Menschen gibt es eine Vielzahl verschiedener Blutgruppensysteme, die wichtigsten Blutgruppensysteme sind wegen ihrer starken Agglutinationswirkung das AB0-System und das Rhesussystem, welche sich jeweils an einem bestimmten Antigen orientieren. Das AB0-System wird kodominant vererbt, das heißt bei Vorliegen zweier unterschiedlicher Allele (Merkmale) eines einzigen Gens, nehmen beide Allele gleich stark Einfluss auf den Phänotyp (Erscheinungsbild) und keines der beiden Merkmale kann sich durchsetzen und das andere gänzlich verdrängen (dominanter Erbgang) oder sich eine Mischform aus beiden bilden (intermediärer Erbgang). Der Phänotyp entsteht also nicht als homogene Mischform oder Expression eines einzigen Merkmals sondern die Merkmale beider Allele sind voll ausgeprägt und werden unabhängig voneinander ausgebildet. Beim AB0-System erhält jeder Nachfahre ein Allel A, B oder 0 von der Mutter und ein weiteres Allel A, B oder 0 vom Vater. Hat ein Mensch also sowohl ein Allel für die Blutgruppe A, beispielsweise von der Mutter, als auch ein Allel für die Blutgruppe B (in diesem Fall dann vom Vater), so besitzen die roten Blutkörperchen die blutgruppenspezifischen Antigene für A und B. Beim Allel 0 hingegen wird keines der beiden Antigene A oder B exprimiert. Der Körper bildet nun gegen alle Antigene, die nicht auf den Erythrozyten exprimiert werden, Antikörper, also beispielsweise bei der Blutgruppe 0 (nur wenn beide Allele 0) Antikörper gegen A und B und bei der Blutgruppe A (Allele AA oder 0A) Antikörper gegen B.

Der Rhesusfaktor D des Rhesussystems wird hingegen dominant vererbt, das heißt bei Vorhandensein eines rhesus-positiven und eines rhesus-negativen Allels setzt sich immer das positive durch und nur wenn beide Allele negativ sind entsteht ein rhesus-negativer Phänotyp. Die Antikörper gegen den Rhesusfaktor D werden, im Gegensatz zum AB0-System, jedoch nur bei Menschen ohne diesen Faktor gebildet, wenn sie mit ihm in Berührung kommen. Das kann bei Bluttransfusionen geschehen oder bei Frauen während der Schwangerschaft. Das kann problematisch werden, wenn eine rhesus-negative Frau ein rhesus-positives Kind gebärt. Sofern nun Antikörper vorhanden sind, etwa durch die Geburt des ersten Kindes, kann es während der nächsten Schwangerschaft zu einem vermehrten Abbau der mit Antigenen beladenen roten Erythrozyten des zweiten rhesus-positiven Kindes und somit zu einer lebensbedrohlichen Komplikation, dem Morbus haemolyticus neonatorum, kommen. Heutzutage ist diese Komplikation glücklicherweise sehr selten geworden, da schon bei der ersten Schwangerschaft eine Anti-D-Prophylaxe durchgeführt wird, die die Ausbildung von Rhesusfaktor D Antikörpern unterdrückt.

Bei Bluttransfusionen werden daher Kreuzproben zur Bestimmung der Verträglichkeit von Spender- und Empfängerblut durchgeführt. Man unterscheidet dabei eine Major- von einer Minor-Reaktion. Bei der Major-Reaktion werden vom Blutserum getrennte Erythrozyten des

---

37   Vgl. Wikipedia - Kodominant 2013
38   Vgl. Wikipedia - Blutgruppe 2013
39   Vgl. Wikipedia - Minor-Reaktion 2013

Spenders mit dem Blutserum des Empfängers vermischt. Enthält das Serum des Empfängers Antikörper gegen die Erythrozytenantigene des Spenders, kommt es zu einer Agglutination. Eine Agglutination ist eine absolute Kontraindikation für eine Bluttransfusion und ist lebensbedrohlich. Bei der Minor-Reaktion werden die Erythrozyten des Empfängers mit dem Blutserum des Spenders vermischt. Bei positiver Minor Probe kann trotzdem eine Bluttransfusion durchgeführt werden, da die Antikörper des Spenders im Blut des Empfängers stark verdünnt werden. Diese Art der Kreuzprobe wird heute jedoch kaum mehr angewendet, da bei Bluttransfusionen meist Erythrozytenkonzentrate, das heißt Blut ohne Serum, verwendet werden.

169. Welche der Aussagen ist dem Text zufolge richtig?
(A) Der Morbus haemolyticus neonatorum steht in engem Zusammenhang mit dem AB0-System.
(B) Die Blutgruppe 0 hat die geringste Wahrscheinlichkeit aufzutreten, bei gleichmäßiger Verteilung aller Antigene.
(C) Alle Blutgruppen haben die gleiche Wahrscheinlichkeit aufzutreten.
(D) Der Erbgang des Rhesussystems ähnelt dem des AB0-Systems.
(E) Alle Blutgruppen des AB0-Systems besitzen Antigene auf den Erythrozyten.

170. Welche der Aussagen zum AB0-System lässt sich aus dem Text ableiten?
(A) Ein Kind mit Blutgruppe 0 kann kein Elternteil mit Blutgruppe B haben.
(B) Ein Kind mit Blutgruppe 0 muss ein Elternteil mit Blutgruppe 0 haben.
(C) Eine Mutter mit Blutgruppe A und ein Vater mit Blutgruppe B können ein Kind mit Blutgruppe 0 haben.
(D) Ein Elternteil mit Blutgruppe 0 kann ein Kind mit Blutgruppe AB haben.
(E) Zwei Eltern mit Blutgruppe AB können ein Kind mit Blutgruppe 0 haben.

171. Welche Aussage(n) lassen sich aus dem Text ableiten?
  I. Die Wahrscheinlichkeit, bei gleichmäßiger Verteilung der Blutgruppenantigene auf die Bevölkerung, Blutgruppe 0 zu haben beträgt ein Neuntel.
  II. Verabreicht man einem Patienten (Blutgruppe A) ein Erythrozytenkonzentrat der Blutgruppe 0 kann eine lebensbedrohliche Situation entstehen.
  III. Rhesus-negative Menschen besitzen von Geburt Rhesusfaktor D Antikörper.

(A) Keine Aussage lässt sich ableiten.
(B) Nur Aussage I lässt sich ableiten.
(C) Nur die Aussagen I und II lassen sich ableiten.
(D) Nur die Aussagen I und III lassen sich ableiten.
(E) Alle Aussagen lassen sich ableiten.

172. Welche der Aussagen lässt sich nicht aus dem Text ableiten?
(A) Jeder Mensch besitzt zwei Allele des AB0-Systems.
(B) Intermediäre Erbgänge spielen bei den Blutgruppensystemen keine Rolle.
(C) Blutgruppe A und Blutgruppe B treten bei gleichmäßiger Verteilung der Blutgruppenantigene gleich häufig auf.
(D) Die Minor-Reaktion spielt keine wichtige Rolle bei Erythrozytenkonzentrat-Transfusionen.
(E) Einem Menschen mit Blutgruppe 0 können Erythrozytenkonzentrate aller Blutgruppen verabreicht werden ohne dass es zur Agglutination kommt.

173. Welche der Aussagen lässt sich aus dem Text ableiten?

(A) Bei einem kodominanten Erbgang setzt sich im Phänotyp ein Merkmal durch.

(B) Bei einer Minor-Reaktion befinden sich die Antikörper im Serum des Empfängers.

(C) Bei einer Transfusion von Blutgruppe A in einen Patienten mit Blutgruppe AB ist mit einer Major-Reaktion zu rechnen.

(D) Das AB0-System ist völlig unabhängig vom Rhesussystem.

(E) Blutgruppenantigene bestehen nicht aus Eiweißen.

174. Welche Aussage(n) lassen sich aus dem Text ableiten?

I. Das zweite Kind eines rhesus-positiven Vaters mit einer rhesus-negativen Mutter kann eine lebensbedrohliche Komplikation erleiden.

II. Eine rhesus-positve Mutter muss nach der Geburt eines rhesus-positiven Kindes eine Anti-D-Prophylaxe durchführen, um gefahrlos eine weitere rhesus-positive Schwangerschaft austragen zu können.

III. Die wiederholte Transfusion rhesus-positiven Blutes in einen rhesus-negativen Patienten kann lebensbedrohlich sein.

(A) Keine der Aussagen lässt sich ableiten.

(B) Nur Aussage III lässt sich ableiten.

(C) Nur die Aussagen I und II lassen sich ableiten.

(D) Nur die Aussagen I und III lassen sich ableiten.

(E) Alle Aussagen lassen sich ableiten.

30. Androgene[40] [41]

Niveau: schwer

Testosteron ist ein Sexualhormon (Androgen), das bei beiden Geschlechtern vorkommt, sich dabei aber in Konzentration und Wirkungsweise bei Mann und Frau stark unterscheidet. Wie bei allen Androgenen besteht das Grundgerüst des Testosterons aus Androstan (19 C-Atome). Die Vorläufer des Testosterons sind die Gestagene (21 C-Atome) bzw. Dehydroepiandrosteron (DHEA). Bei Männern wird Testosteron zum größten Teil unter dem Einfluss des LH (luteinisierendes Hormon) aus der Hypophyse in den Leydig'schen Zwischenzellen im Hoden produziert. Die Nebennierenrinde bildet zwar ebenfalls kleine Mengen anderer Androgene, beispielsweise DHEA und Androstendion, deren biologische Wirkung nur gering ist, jedoch nur in sehr geringem Maße Testosteron. Der Ausgangsstoff für die Testosteronbiosynthese in den Leydig'schen Zellen ist das Cholesterol, welches in den Mitochondrien der Zellen gebildet wird. Den letzten Schritt bei der Biosynthese des Testosterons bildet die, von der Testosteron-17beta-Dehydrogenase katalysierte, Reduktion von Androstendion zu Testosteron.

Testosteron wird an ein Protein gebunden über das Blut zu vielen anderen Zielorganen transportiert, die Rezeptoren für dieses Hormon haben. Allerdings kann ein Steroid nicht ungebunden im Blut transportiert werden. Deshalb wird Testosteron, gebunden an das Sexualhormon-bindendes Globulin (SHBG), im Blutkreislauf zu den Zielorganen transportiert, wo es durch das Enzym 5α-Reduktase zu dem biologisch noch aktiveren Androgen Dihydrotestosteron (DHT) metabolisiert wird. Jedoch kann Testosteron bei hohen Spiegeln durch die beim Mann vor allem im viszeralen Fettgewebe exprimierte Aromatase auch in Östrogen umgewandelt werden, was zu einer sekundären Feminisierung mit Ausbildung weiblicher Geschlechtsmerkmale führen kann. Über ein negatives Feedback hemmt Testosteron im Hypothalamus die Sekretion des Gonadoliberins, welches auch Gonadotropin-Releasing Hormon (GnRH) genannt wird und seinerseits die Sekretion von LH fördert. Durch diese Rückkopplungsschleife wird gewährleistet, dass die Produktion in Abhängigkeit von der im Blut zirkulierenden Menge an Testosteron geschieht. Des Weiteren wird Testosteron über das Androgenbindungsprotein (ABP) der Sertoli-Zellen zu den Samenkanälchen transportiert. Hier bewirkt es die Reifung der Spermatiden zu Spermien und ist somit unerlässlich für die Fortpflanzung des Organismus. Auch die Entwicklung des Penis, Hodensacks, der akzessorischen Geschlechtsdrüsen und der sekundären Geschlechtsmerkmale (Schambehaarung, Stimmbruch etc.) während der Pubertät sind beim männlichen Individuum vom Testosteron abhängig. Außerhalb der Geschlechtsorgane fördert das Hormon das Wachstum der Körperbehaarung und der Barthaare (nicht jedoch der Kopfhauptbehaarung) und besitzt eine anabole, das heißt muskelaufbauende Wirkung. Des Weiteren verstärkt Testosteron die Knorpel- und Knochenneubildung, ähnlich der Wirkung des Thyroxin. Ein hoher Testosteronspiegel fördert das Entstehen bzw. die Steigerung von sexuellem Verlangen (Libido), Antrieb, Ausdauer und „Lebenslust", sowie dominante und aggressive Verhaltensweisen. Schließlich kommt es durch die Testosteronwirkung auch zu einer Vermehrung der roten Blutkörperchen (Erythrozyten) durch die Stimulation der Freisetzung von Erythropoetin in der Niere und die Aktivierung des Knochenmarks. Hingegen kann eine künstliche Testosteronzufuhr bei Frauen, wie beispielsweise beim Doping, zu einer Vermännlichung (Stimme, Muskulatur, Gesichtszüge, Behaarung) und Vergrößerung der Klitoris führen, welche sich nach Absetzen großteils zurückbildet (abhängig von der Dauer, Höhe der Dosis und individueller Veranlagung).

---

40   Vgl. Wikipedia - Testosteron 2013
41   Vgl. Wikipedia - Androstan 2013

Der Testosteronspiegel im Blutserum eines gesunden Mannes folgt dabei einer circadianen Rhythmik, wobei der Wert frühmorgens ein Maximum und nachmittags ein Minimum durchläuft. Abhängig vom Alter schwanken die Werte dabei zwischen 13 und 23 nmol/l mit einem Mittelwert von etwa 16 für ältere Männer und etwa 18 für jüngere Männer. Der Normbereich liegt dabei für alle Männer zwischen 12 und 40 nmol/l. Eine Therapie kann bei Serumspiegeln unter 12 nmol/l erwogen werden und wird bei Werten kleiner 8 nmol/l empfohlen. Die häufigste Form des Hypogonadismus (Androgenmangel) ist der Late-Onset Hypogonadismus, das heißt der altersassoziierte Androgenmangel, von dem bis zu 30% aller Männer über 40 Jahre betroffen sind.

175. Welche Aussage ist dem Text zufolge richtig?
(A) Testosteron besteht aus einem Steroidgrundgerüst mit 21 C-Atomen.
(B) Große Mengen an DHEA können zu Hypogonadismus führen.
(C) Testosteron kann nur von der 5α-Reduktase weiter verarbeitet werden.
(D) GnRH wirkt direkt am Hoden auf die Testosteronproduktion ein.
(E) Mitochondrien sind für die Produktion von Testosteron unbedingt notwendig.

176. Welche Aussage lässt sich nicht aus dem Text ableiten?
(A) Die Testosteronspiegel sind tageszeitabhängig.
(B) Die Leydig'schen Zellen werden von der Hirnanhangsdrüse reguliert.
(C) Ein Überschuss an 5α-Reduktase kann zu einem Hypogonadismus führen.
(D) Die Normwerte für Testosteron im Blutserum sind altersabhängig.
(E) ABP ist essentiell für die Fortpflanzung eines männlichen Organismus.

177. Welche Aussage(n) lassen sich aus dem Text ableiten?
I. Alle Androgene haben dieselbe biologische Wirksamkeit.
II. Niedrige Testosteronspiegel führen zu einer Erhöhung des LH.
III. Ein 5α-Reduktase-Mangel kann zu einer Verweiblichung führen.

(A) Keine Aussage lässt sich ableiten.
(B) Nur Aussage I lässt sich ableiten.
(C) Nur die Aussagen I und II lassen sich ableiten.
(D) Nur die Aussagen II und III lassen sich ableiten.
(E) Alle Aussagen lassen sich ableiten.

178. Welche Aussage ist dem Text zufolge nicht richtig?
(A) Das DHT kann auch außerhalb von Hoden und Nebenniere gebildet werden.
(B) Cholesterol ist Ausgangsstoff bei der Testosteronbiosynthese.
(C) Testosteron-17beta-Dehydrogenase Mangel führt zu einer Senkung der Androstendionspiegel.
(D) Testosteron hat eine Wirkung auf die Niere.
(E) Androgene werden nicht nur im Hoden produziert.

179. Bei einem LH-produzierendem Adenom der Hypophyse ist welcher Befund dem Text zufolge zu erwarten?

(A) Ein Hypogonadismus
(B) Verminderte Aktivität der Leydig'schen Zellen
(C) Ungenügende Reifung der Sparmatiden
(D) Verminderte GnRH Werte
(E) Testosteronspiegel < 40 nmol/l

180. Ein Patient leidet an einer genetischen Mutation der Testosteron-17beta-Dehydrogenase, wodurch diese ihre Funktion nicht erfüllen kann.

Welche Aussage(n) lassen sich demzufolge aus dem Text ableiten?

I.   Der Patient hat erhöhte Gonadoliberinwerte.
II. Der Patient kann keine biologisch aktiven Androgene bilden.
III. Es kommt zu einem Mangel an Erythropoetin.

(A) Keine Aussage lässt sich ableiten.
(B) Nur Aussage I lässt sich ableiten.
(C) Nur die Aussagen I und II lassen sich ableiten.
(D) Nur die Aussagen I und III lassen sich ableiten.
(E) Alle Aussagen lassen sich ableiten.

31. Die Regulation des Körpergewichts[42] [43] [44] [45] [46]
Niveau: sehr schwer

Normal-, Unter- und Übergewicht werden heutzutage durch den BMI (Body-Mass-Index) definiert, welcher sich als Körpergewicht geteilt durch Körpergröße (in Metern) zum Quadrat berechnen lässt. Als normal wird ein BMI > 18,5 und < 25 erachtet. Als kachektisch (abgemagert) ein BMI < 18,5, als anorektisch (magersüchtig) ein BMI < 17,5 und als adipös (fettleibig) ein BMI > 30. Die Regulation von Hunger, Sattheit und Körpergewicht findet im Nucleus arcuatus des Hypothalamus und in seinen nachgeschalteten Zentren, dem lateralen Hypothalamus („Hunger") und dem Nucleus paraventricularis („Sattheit"), statt. Dabei handelt es sich um einen höchst komplexen Prozess, an dem zahlreiche Hormone und Faktoren beteiligt sind.

Der Hypothalamus wird durch die Insulinspiegel im Blut über die vorhandene Glucoseverfügbarkeit informiert. Hohe Insulinspiegel weisen auf ausreichende Glucosereserven hin, hemmen folglich die Bildung von NPY (Neurpeptid Y) und fördern die Bildung von α-MSH (a-Melanozyten-stimulierende Hormone, auch Melanotropine genannt; Sie werden aus dem Prohormon POMC (Proopiomelanocortin) gebildet) und CART (Cocaine- and amphetamine-regulated transcript).

Das Hormon Leptin, welches in den Adipozyten des viszeralen Fettgewebes gebildet wird und dessen Konzentration im Blut sich direkt proportional zur im Körper vorhandenen Fettmasse verhält, bindet im Nucleus arcuatus und Nucleus paraventricularis an Leptinrezeptoren und führt ebenfalls zu einer verminderten Bildung von NPY und einer gesteigerten Freisetzung von α-MSH und CART. Im Gegensatz hierzu steht das, in der Magenschleimhaut produzierte, Peptidhormon Ghrelin. In Hungerphasen steigt der Ghrelinspiegel im Blut an, nach dem Essen sinkt er ab. Erhöhte Ghrelinspiegel führen nachfolgend zu einer Steigerung der NPY Produktion und einer Hemmung der α-MSH und CART Freisetzung.

Das Neuropeptid Y ist ein aus 36 Aminosäuren bestehendes Neuropeptid, welches über G-Protein- gekoppelte, metabotrope Rezeptoren Einfluss auf die Regulation verschiedenster physiologischer Regelkreise nimmt. Dabei wird durch die Bindung von NPY an seinen metabotropen Rezeptor über ein Gi-Protein (i = inhibitorisch) die Aktivität der Proteinkinase A, durch Hemmung der Adenylylcyclase, gedrosselt. Dadurch steigert NPY das Hungergefühl, den Parasympathikotonus und die Freisetzung von CRH, wohingegen es den Energieverbrauch und die Freisetzung von Somatoliberin und Gonadoliberin (GnRH) hemmt. GnRH ist bei Frauen essentiell für die Ausbildung des weiblichen Menstruationszyklus. CRH (Corticotropin Releasing Hormon) veranlasst wiederum die Ausschüttung von ACTH aus der Hypophyse, wodurch die Bildung von Steroiden in der Nebennierenrinde gesteigert wird, welche unter anderem für die Anhebung des Blutzuckerspiegels verantwortlich sind.

Somatoliberin fördert die Ausschüttung des Wachstumshormons (GH) aus der Hypophyse und steuert somit das Körperwachstum. Die Melanotropine hingegen bewirken über die Bindung an MC4-Rezeptoren im Hypothalamus und in den dorsalen Vaguskernen eine Hemmung der Nahrungsaufnahme und eine Steigerung des vegetativen Sympathikotonus, was einen erhöhten Energieumsatz zur Folge hat. Zusätzlich werden in der Skelettmuskulatur und im weißen Fettgewebe befindliche Uncoupling Proteine aktiviert, welche die innere

---

42 Vgl. Wikipedia - Hunger 2013
43 Vgl. Wikipedia - Neuropeptid Y 2013
44 Vgl. Wikipedia - Anorektikum 2013
45 Vgl. Wikipedia - Cholezystokinin 2013
46 Vgl. Wikipedia - Thermogenin 2013

Mitochondrienmembran für Protonen durchlässig machen und damit die Atmungskette der Zelle entkoppeln, wodurch die vorhandene Energie vermehrt in Wärme umgesetzt wird.

Ein weiteres anorexigenes (appetitzügelndes) Hormon ist CCK (Cholezystokinin), das im Duodenum gebildet wird und vor allem die Entleerung der Gallenblase und die Bildung von Pankreas Enzymen fördert, aber auch im Hypothalamus die Freisetzung von Serotonin anregt, welches wiederum das Hungergefühl unterdrückt. Die zahlreichen beteiligten Faktoren bei der Regulation des Körpergewichts sind auch immer wieder Gegenstand von pharmazeutischen Forschungen. Anorektika, sogenannte Appetitzügler, zielen dabei zumeist auf eine sympathomimetischen Wirkung ab (Steigerung des Sympathikotonus), wodurch eine Steigerung des Grundumsatzes erreicht wird oder binden direkt an die Rezeptoren für NPY, Leptin und Ghrelin im Hypothalamus.

181. Bei einem Patienten mit Prader-Willi-Syndrom kommt es zu einer genetisch bedingten, krankhaft erhöhten Ghrelin-Produktion in der Magenschleimhaut.

Welche der folgenden Aussagen lässt sich demzufolge am ehesten ableiten?
(A) Der Patient wird höchstwahrscheinlich fettleibig sein.
(B) Der Patient wird höchstwahrscheinlich kachektisch oder anorektisch sein.
(C) Der Patient wird höchstwahrscheinlich an einer erniedrigten NPY-Produktion leiden.
(D) Der Patient wird höchstwahrscheinlich an einer erhöhten α-MSH-Produktion leiden.
(E) Der Patient wird höchstwahrscheinlich an einer erhöhten CART-Produktion leiden.

182. Frauen die an Magersucht leiden, haben keinerlei Fettreserven im Körper.

Welche der folgenden Aussagen lässt sich demzufolge am wenigsten für eine magersüchtige Patientin ableiten?
(A) Die Patientin wird höchstwahrscheinlich erniedrigte Leptin-Werte haben.
(B) Die Patientin wird höchstwahrscheinlich einen normalen Menstruationszyklus haben.
(C) Die Patientin wird höchstwahrscheinlich erhöhte NPY-Werte haben.
(D) Die Patientin wird höchstwahrscheinlich erniedrigte α-MSH-Werte haben.
(E) Die Patientin wird höchstwahrscheinlich erniedrigte CART-Werte haben.

183. **Welchen Effekt sollte ein Anorektikum am NPY-/Ghrelin-/Leptin-Rezeptor ausüben um die gewünschte Wirkung zu erzielen?**
(A) NPY-Rez. (stimulierend) – Ghrelin-Rez. (hemmend) – Leptin-Rez. (stimulierend)
(B) NPY-Rez. (hemmend) – Ghrelin-Rez. (stimulierend) – Leptin-Rez. (stimulierend)
(C) NPY-Rez. (hemmend) – Ghrelin-Rez. (hemmend) – Leptin-Rez. (stimulierend)
(D) NPY-Rez. (hemmend) – Ghrelin-Rez. (hemmend) – Leptin-Rez. (hemmend)
(E) NPY-Rez. (stimulierend) – Ghrelin-Rez. (stimulierend) – Leptin-Rez. (stimulierend)

184. Welche Aussage(n) lassen sich aus dem Text ableiten?

I. Eine Mutation mit Funktionsverlust von POMC würde zu einer Steigerung des Energieumsatzes führen.

II. Menschen mit einem BMI > 30 haben erniedrigte Leptin-Werte.

III. Serotonin hat keine anorexigene Wirkung.

(A) Keine Aussage lässt sich ableiten.
(B) Nur Aussage I lässt sich ableiten.
(C) Nur die Aussagen I und II lassen sich ableiten.
(D) Nur die Aussagen I und III lassen sich ableiten.
(E) Alle Aussagen lassen sich ableiten.

185. Ein Patient leidet an einer genetischen Mutation, aufgrund derer er keine funktionsfähigen MC4-Rezeptoren bilden kann.

Welche der folgenden Aussagen lässt sich demzufolge am ehesten ableiten?

(A) Der Patient wird höchstwahrscheinlich kachektisch oder anorektisch sein.
(B) Der Patient wird höchstwahrscheinlich eine vermehrte Wärmeproduktion haben.
(C) Der Patient wird höchstwahrscheinlich einen gesteigerten Sympathikotonus haben.
(D) Der Patient wird höchstwahrscheinlich ein vermindertes Hungergefühl haben.
(E) Der Patient wird höchstwahrscheinlich einen verminderten Energieumsatz haben.

186. Welche Aussage(n) lassen sich aus dem Text ableiten?

I. Hohe NPY-Werte fördern Wachstum.

II. Hohe Leptin-Werte senken die Freisetzung von ACTH.

III. Die Unterbrechung des weiblichen Menstruationszyklus kann durch hohe NPY-Werte ausgelöst werden.

(A) Keine Aussage lässt sich ableiten.
(B) Nur Aussage I lässt sich ableiten.
(C) Nur die Aussagen I und II lassen sich ableiten.
(D) Nur die Aussagen II und III lassen sich ableiten.
(E) Alle Aussagen lassen sich ableiten.

32. Das vegetative Nervensystem[47] [48]

Niveau: sehr schwer

Die vegetativen Zentren des Parasympathikus liegen im Bereich des Hirnstamms (Pars cephalica) und im sakralen Rückenmark (Pars sacralis). Dabei innerviert die Pars cephalica die inneren Augenmuskeln, die Tränen- und Speicheldrüsen und die vom Nervus vagus versorgten Organe (Herz, Lunge, Verdauungstrakt etc.). Die Pars sacralis hingegen beeinflusst den unteren Teil des Dickdarms, die Harnblase und die Genitalien. Ein ungefährer Übergang der beiden Innervationsgebiete erfolgt am Cannon-Böhm-Punkt, der sich im Bereich des Colon transversum befindet. In den Ganglien des parasympathischen Nervensystems, welche eine Anhäufung von Nervenzellkörpern darstellen, werden die vom Zentralnervensystem kommenden Nervenfasern (präganglionäre Nerven) auf Nervenfasern umgeschaltet, die zum jeweiligen Erfolgsorgan ziehen (postganglionäre Nerven). Die Ganglien liegen beim Parasympathikus – im Gegensatz zum Sympathikus – meist in der Nähe oder sogar innerhalb ihrer Zielorgane.

Die Umschaltung von prä- auf postganglionäre Nerven erfolgt über chemische Synapsen durch die Übertragung von Neurotransmittern. Der Neurotransmitter des parasympathischen Nervensystems ist sowohl präganglionär als auch postganglionär Acetylcholin (ACh). Im Gegensatz hierzu ist im sympathischen Nervensystem Noradrenalin der postganglionäre Neurotransmitter. Die sympathische Innervation der Schweißdrüsen erfolgt postganglionär jedoch ebenfalls mittels ACh. Die Synthese von Acetylcholin findet im präsynaptischen Terminal durch das Enzym Cholin-Acetyltransferase statt. Die Ausgangsstoffe sind Cholin und Acetyl-CoA. Nach seiner Freisetzung in den synaptischen Spalt und Bindung an seine Rezeptoren wird Acetylcholin durch das Enzym Acetylcholinesterase zu den Endprodukten Cholin und Acetat abgebaut und damit deaktiviert. Das parasympathische Nervensystem verfügt über zwei Typen von Acetylcholinrezeptoren. Sogenannte nikotinische Acetylcholin-Rezeptoren (nAChR) werden, außer von Acetylcholin, auch von Nikotin, die muskarinischen Acetylcholin-Rezeptoren (mAChR) auch von Muskarin, erregt – einem Gift, das in größeren Mengen in verschiedenen Risspilzen vorkommt und erstmals im Fliegenpilz entdeckt wurde.

Bei den nAChR handelt sich um Ionenkanäle in der Zellmembran, die nach Kontakt mit Acetylcholin durchlässig für Kationen (positiv geladene Ionen wie Na^+ und Ca^{2+}) werden und somit die Bildung eines frühen elektrischen Potenzials ermöglichen. Man zählt sie daher zur Gruppe der ionotropen Rezeptoren. Die muskarinischen Rezeptoren gehören zur Gruppe der G-Protein-gekoppelten Rezeptoren. Nach der Bindung von Acetylcholin werden weitere Moleküle (sog. second messenger) freigesetzt, die dann im weiteren Verlauf die Veränderungen an der Zelle vornehmen. Man zählt sie deshalb zur Gruppe der metabotropen Rezeptoren. Bei den metabotropen M1- und M3-Rezeptoren löst die Bindung von Acetylcholin die Aktivierung der Phospholipase C_β (PLC_β) durch ein G_q-Protein aus. Die Phospholipase spaltet Phosphatidylinositol-4,5-bisphosphat (PIP_2) in Inositoltrisphosphat (IP_3) und Diacylglycerol (DAG). Während DAG in der Zellmembran verbleibt, bewirkt IP_3 eine Freisetzung von Calcium aus dem endoplasmatischen Retikulum. Dieses löst entweder ein spätes elektrisches Potenzial (M1-Rezeptor) oder, im Fall der M3-Rezeptoren, eine Kontraktion von glatter Muskulatur aus.

M2-Rezeptoren hingegen aktivieren ein Gi-Protein (i für inhibitorisch). Dieses öffnet im Sinus- und AV-Knoten des Herzens bestimmte K^+-Kanäle (IKACh), wodurch das

---

47 Vgl. Wikipedia - Parasympathikus 2013
48 Vgl. Wikipedia - Symapthikus 2013

Ruhemembranpotenzial stabilisiert wird. Dies hat eine negativ chronotrope (pulssenkende) und dromotrope (Erhöhung der Zeit, die für die Reizweiterleitung benötigt wird) Wirkung. Zusätzlich wird das Enzym Adenylylcyclase gehemmt. Dies bewirkt einen Rückgang der intrazellulären cAMP-Konzentration, wodurch die Aktivität der Proteinkinase A gehemmt wird. Diese Hemmung wirkt sich negativ auf den Calcium-Einstrom aus, was wiederum einen negativ inotropen (Reduzierung der Kontraktilität) Effekt auf das Herz hat. Gehemmt werden muskarinische Rezeptoren und deren Wirkung unter anderem durch Atropin, ein Gift, das in der Tollkirsche vorkommt.

187. Sie wollen bei einem Patienten die Herzfrequenz steigern.

   Welcher Wirkstoff eignet sich dazu am ehesten?
   (A) Muskarin
   (B) Nikotin
   (C) Atropin
   (D) Acetylcholin
   (E) Acetyl-CoA

188. **Welche Aussage lässt sich nicht aus dem Text ableiten?**
   (A) Das Colon transversum wird nur teilweise von der pars sacralis des Parasympathikus innerviert.
   (B) ACh wird postsynaptisch durch das Enzym Cholin-Acetyltransferase gebildet.
   (C) Kationen sind an der Entstehung früher elektrischer Potenziale beteiligt.
   (D) Die Ganglien des Parasympathikus liegen organnahe.
   (E) Noradrenalin ist kein Neurotransmitter des parasympathischen Nervensystems.

189. **Welche Aussage(n) lassen sich aus dem Text ableiten?**
   I.   Muskarin bewirkt am Herzen eine Stabilisierung des Ruhemembranpotenzials.
   II. Atropin steigert die Aktivität der Proteinkinase A.
   III. Die Wirkung ionotroper Rezeptoren beruht auf dem Vorhandensein von second messengers.

   (A) Keine Aussage lässt sich ableiten.
   (B) Nur Aussage I lässt sich ableiten.
   (C) Nur die Aussagen I und II lassen sich ableiten.
   (D) Nur die Aussagen I und III lassen sich ableiten.
   (E) Alle Aussagen lassen sich ableiten.

190. **Welche Aussage lässt sich nicht aus dem Text ableiten?**
   (A) Im sympathischen Nervensystem ist ACh ein postganglionärer Neurotransmitter.
   (B) Die Bindung von ACh an den M1-Rezeptor führt zur Bildung von Inositoltrisphosphat.
   (C) Nikotin kann die Durchlässigkeit der Zellmembran für Kationen erhöhen.
   (D) Die Bindung von ACh an den nAChR führt zur Bildung eines späten elektrischen Potenzials.
   (E) ACh wird aus Cholin und Acetyl-CoA gebildet.

191. Ein Patient mit einer Fliegenpilzvergiftung wird auf der Notfallaufnahme vorgestellt.

Die Verabreichung welches Wirkstoffes würde am ehesten sinnvoll erscheinen?

(A) Muskarin
(B) Nikotin
(C) Atropin
(D) Acetylcholin
(E) Noradrenalin

192. Welche Aussage(n) lassen sich aus dem Text ableiten?

I. Der Verzehr von Tollkirschen kann die Hemmung von nAChR nach sich ziehen.
II. Atropin steigert die Kontraktilität des Herzens.
III. Nikotinkonsum führt zur Freisetzung von second messengers.

(A) Keine Aussage lässt sich ableiten.
(B) Nur Aussage II lässt sich ableiten.
(C) Nur die Aussagen I und II lassen sich ableiten.
(D) Nur die Aussagen II und III lassen sich ableiten.
(E) Alle Aussagen lassen sich ableiten.

33. Das Blutgerinnungssystem[49 50 51 52]

Niveau: sehr schwer

Die Hämostase (Blutstillung) ist ein lebenswichtiger, hochkomplexer Prozess, welcher in zwei Abschnitte eingeteilt werden kann, die eng miteinander in Verbindung stehen. Bei der primären, zellulären Hämostase kommt es zur Adhäsion (Anheftung) und Aggregation (Verklebung) der Thrombozyten (Normalwert Thrombozytenanzahl: 150 000–400 000 pro µl Blut) welche so schließlich einen weißen Thrombus bilden. Diese Adhäsion der Thrombozyten wird vom Von-Willebrand-Faktor, der unter anderem von Thrombozyten selbst gebildet wird, vermittelt, der auch in der plasmatischen Gerinnung, durch die Stabilisierung des Faktor VIII eine wichtige Rolle spielt. Der weiße Thrombus wird im Laufe der sekundären, plasmatischen Hämostase durch ein Maschenwerk aus mechanisch stabilen Fibrinfäden verstärkt, welche als Ergebnis einer langen Kaskade von rund einem Dutzend Gerinnungsfaktoren gebildet werden. In dem so gebildeten Fibrinnetz verfangen sich neben den aktivierten Thrombozyten auch Erythrozyten (rote Blutkörperchen), welche namensgebend für den so entstandenen roten Thrombus sind.

Die Aktivierung der Gerinnungskaskade kann sowohl extrinsisch als auch intrinsisch geschehen. Auf dem intrinsischen Pfad kommt es durch den Kontakt von Blut mit negativ geladenen oder unphysiologischen Oberflächen zur Aktivierung von Faktor XII, der auch als Hageman-Faktor bezeichnet wird. Dieser aktiviert den Christmas-Faktor (Faktor IX), welcher wiederum mit Hilfe von Faktor VIII Faktor X (Stuart-Power-Faktor) in seinen aktivierten Zustand überführt. Auf dem extrinsischen Pfad, aktiviert ein Komplex aus aktiviertem Proconvertin (Faktor VIIa) und Gewebefaktor (Faktor III) den Stuart-Power-Faktor. Der Stuart-Power-Faktor spaltet das inaktive Prothrombin in das aktive Thrombin (Faktor IIa), welches neben der Aktivierung von Fibrinogen zu Fibrin (Faktor Ia) auch den Faktor IX aktiviert, wodurch es zu einer positiven Rückkopplungsschleife kommt und die Hämostase deutlich beschleunigt wird. Zusätzlich aktiviert Thrombin Faktor XIII, der die Fibrinfäden quervernetzt und somit den roten Thrombus stabilisiert.

Zur Messung der Blutgerinnung gibt es verschiedene Tests, welche die unterschiedlichen Pfade der Gerinnungskaskade überprüfen. Zum einen der Quick-Test, welcher durch Zugabe des Gewebefaktors den extrinsischen Schenkel der Gerinnungskaskade aktiviert, zum anderen die pTT (partial Thromboplastin Time) die durch Zugabe von negativen Phospholipiden eine intrinsische Aktivierung zur Folge hat (je länger die pTT desto größer das Blutungsrisiko). Der Quick-Test ist vor allem bei der Kontrolle von Patienten, welche mit Cumarinen (z. B. Marcoumar) behandelt werden, wichtig, um die „Blutverdünnung" auf einem konstanten therapeutischen Niveau zu halten. Das Ergebnis des Quick-Tests wird in Form des INR (International Normlized Ratio) standardisiert. Ein INR > 1 entspricht dabei einem erhöhten Blutungsrisiko durch eine verlängerte Gerinnngszeit; ein INR < 1 spricht für eine verkürzte Gerinnungszeit und folglich für ein erhöhtes Thromboserisiko. Indikationen für die Therapie mit Marcoumar sind unter anderem Vorhofflimmern, erhöhtes Thromboserisiko oder die Implantation von künstlichen Herzklappen. Der therapeutische INR-Zielwert liegt zumeist zwischen zwei und drei.

---

49   Vgl. Wikipedia - Hämostase 2014
50   Vgl. Wikipedia - International Normalized Ratio 2014
51   Vgl. Wikipedia - Von-Willebrand-Faktor 2014
52   Vgl. Wkipedia - Phenprocoumon 2014

Die gerinnungshemmende Wirkung der Cumarine entsteht indem sie als kompetitiver Inhibitor das Enzym Vitamin-K-Epoxid-Reduktase in der Leber hemmen, wodurch eine geringere Menge an Vitamin K in reduzierter Form als Cofaktor für das Enzym γ-Glutamylcarboxylase zur Verfügung steht. Dadurch entstehen nicht oder nur teilweise carboxylierte Gerinnungsfaktoren, die dadurch inaktiv oder nur eingeschränkt aktiv sind. Zu diesen Vitamin-K abhängigen Faktoren zählen Faktor II, VII, IX und X. Die Wirkung setzt jedoch erst ein, wenn die noch vorhandenen, aktiven Gerinnungsfaktoren verbraucht sind, was in der Regel 2–3 Tage dauert. Zusätzlich zu der verspätet eintretenden Gerinnungshemmung kann eine akut verstärkte Gerinnung entstehen, da die gerinnungshemmenden Proteine C und S, die ebenfalls Vitamin K-abhängig sind, gehemmt werden und eine vergleichsweise kürzere Halbwertszeit im Blut besitzen. Daher muss bei der Einstellung eines Patienten auf Marcoumar die Blutgerinnung in den ersten Tagen mittels Heparin gehemmt werden um Thrombosen, Embolien und thrombose-induzierten Nekrosen vorzubeugen.

193. Welche Aussage ist dem Text zufolge richtig?
(A) Eine verminderte primäre Hämostase führt zu einem erhöhten Thromboserisiko.
(B) Der intrinsische Pfad der Hämostase ist unabhängig vom Von-Willebrand-Faktor.
(C) Ein Patient mit 250 000 Thrombozyten je Milliliter Blut liegt im Normalbereich.
(D) Durch einen Mangel an Von-Willebrand-Faktor wird sowohl die Bildung des weißen Thrombus als auch die Bildung des roten Thrombus beeinflusst.
(E) Faktor Ia steht am Beginn der extrinsischen Hämostasekaskade.

194. Bei der Hämophilie A liegt ein X-chromosomaler Gendefekt vor, der zu einem Mangel an Faktor VIII führt.

Welche der folgenden Aussagen lässt sich demzufolge am ehesten ableiten?
(A) Der INR-Wert ist wahrscheinlich deutlich < 1.
(B) Der INR-Wert ist wahrscheinlich deutlich > 1.
(C) Der Quick-Test ist unauffällig, die pTT ist verlängert.
(D) Der Quick-Test ist unauffällig, die pTT ist verkürzt.
(E) Der Quick-Test und die pTT sind unauffällig.

195. Ein Patient mit seit Wochen bestehendem Vitamin K Mangel wird Ihnen zugewiesen.

Welche der folgenden Aussagen lässt sich demzufolge nicht ableiten?
(A) Der INR-Wert ist wahrscheinlich > 1.
(B) Der Patient hat ein erhöhtes Blutungsrisiko.
(C) Die Bildung von Faktor Ia ist nicht eingeschränkt.
(D) Die Funktion des Christmas-Faktors ist eingeschränkt.
(E) Die pTT ist verlängert.

196. Welche Aussage(n) lassen sich aus dem Text ableiten?

I. Ein Mangel an Von-Willebrand-Faktor führt zu einer verzögerten Bildung des weißen Thrombus.

II. Ein Mangel an Von-Willebrand-Faktor hat keinen Einfluss auf den Quick-Test.

III. Ein Mangel an Von-Willebrand-Faktor hat keinen Einfluss auf die plasmatische Hämostase.

(A) Keine Aussage lässt sich ableiten.

(B) Nur Aussage I lässt sich ableiten.

(C) Nur die Aussagen I und II lassen sich ableiten.

(D) Nur die Aussagen II und III lassen sich ableiten.

(E) Alle Aussagen lassen sich ableiten.

197. In Ihrer Praxis wird ein Patient mit angeborenem Protein C Mangel vorstellig.

Welche der folgenden Aussagen trifft auf diesen Patienten am ehesten zu?

(A) Er hat ein erhöhtes Blutungsrisiko.

(B) Eine Therapie mit Cumarinen oder Heparin zur Senkung des Thromboserisikos würde Sinn machen.

(C) Eine Vitamin-K Gabe zur Senkung des Blutungsrisikos würde Sinn machen.

(D) Die Funktion der γ-Glutamylcarboxylase in der Leber ist eingeschränkt.

(E) Er hat ein erhöhtes Risiko eine innere Blutung zu erleiden.

198. Welche Aussage(n) lassen sich aus dem Text ableiten?

I. Die Leber hat keinen Einfluss auf die Bildung carboxylierter Gerinnungsfaktoren.

II. Zu Beginn der Marcoumar Therapie besteht ein erhöhtes Thromboserisiko.

III. Bei einem Patient mit Vorhofflimmern und einem INR-Wert von 3 sollte man die Marcoumar-Dosis erhöhen.

(A) Keine Aussage lässt sich ableiten.

(B) Nur Aussage II lässt sich ableiten.

(C) Nur die Aussagen I und II lassen sich ableiten.

(D) Nur die Aussagen I und III lassen sich ableiten.

(E) Alle Aussagen lassen sich ableiten.

34. Die muskuläre Erregung[53] [54] [55] [56]

Niveau: sehr schwer

Die motorische Endplatte überträgt die elektrische Erregung eines motorischen Axons (Nervenfaser) auf die Muskelfaser. Dieses motorische Axon entstammt dem zweiten Motoneuron. Die Zellkörper der zweiten Motoneurone liegen im Vorderhorn der grauen Substanz des Rückenmarks. Die motorischen Wurzelzellen bilden über die gesamte Länge des Rückenmarks die sogenannte motorische Kernsäule. In jedem Rückenmarkssegment verlassen Axone in Form des jeweiligen Spinalnervs den Wirbelkanal. Der Spinalnerv zieht, sich in mehrere Äste teilend, zu den motorischen Endplatten der Muskeln seines Versorgungsgebietes (Myotom). Für die quergestreifte Muskulatur des Kopfes liegen die Zellkörper in den motorischen Kernen (Nuclei motorii) der Hirnnerven.

Die motorischen Endplatten sind chemische Synapsen mit dem Transmitter Acetylcholin. Sie bestehen aus einem mikroskopisch sichtbaren Endknöpfchen am Ende des Axons (präsynaptisch) und, getrennt durch den synaptischen Spalt, einer Basallamina, einem dicht anliegenden, speziell strukturierten Membranteil der Muskelfaser (postsynaptisch). Die Oberfläche dieser postsynaptischen Membran ist durch eine Vielzahl von Einfaltungen vergrößert. Dies wird als subneuraler Faltenapparat bezeichnet. Die am präsynaptischen Teil der Synapse ankommenden elektrischen Aktionspotentiale bewirken die Öffnung von präsynaptischen, spannungsgesteuerten Calciumkanälen. Das einströmende Calcium (Ca^{2+}) sorgt für die Verschmelzung (Exozytose) der Vesikel mit der präsynaptischen Membran und setzt somit den Neurotransmitter Acetylcholin (ACh) in den synaptischen Spalt frei. Dieser Vorgang der Exozytose wird erst durch die Konformationsänderung der Calcium-bindenden Proteine (Synaptotagminen) möglich, welche die Bildung eines Proteinkomplexes aus SNARE-Proteinen anstößt, der aus einem Synaptobrevin in der Vesikelmembran, sowie einem Syntaxin und zwei SNAP-Proteinen in der präsynaptischen Membran besteht und somit die Fusion beider Membranen erlaubt.

Das freie ACh im synaptischen Spalt bindet an Acetylcholinrezeptoren in der postsynaptischen Membran der Muskelzelle, wodurch sich die Ionenkanäle dieser ionotropen Rezeptoren öffnen. Die Bindung des ACh an diese, als nikotinische Acetylcholinrezeptoren (nACh-Rezeptoren) bezeichneten, unspezifischen Kationenkanäle führt zu einer Depolarisation der Muskelzelle, die das sogenannte Endplattenpotential vom Ruhemembranpotential (–90 mV) auf ein Generatorpotential positiviert. Je mehr ACh an die spezifischen Rezeptoren bindet, desto größer ist die Depolarisation und folglich auch das Generatorpotential. Überschreitet dieses Generatorpotential das Schwellenpotential (–50 mV), öffnen sich spannungssensitive Natriumkanäle und ein Aktionspotenzial entsteht auf der postsynaptischen Membran. Dies führt wiederum zur Konformationsänderung der DHPR (Dihydropyridinrezeptoren), die sich in den transversalen Tubuli der Skelettmuskelzelle befinden, welche direkt mechanisch die intrazellulären Ryanodin-Rezeptoren (RyR-1) aktivieren, worauf es zu einer Ausschüttung von Calcium-Ionen aus dem sarkoplasmatischen Retikulum, dem endoplasmatischen Retikulum der Skelettmuskelzelle, kommt. Bei der Kontraktion der Herzmuskulatur kommt es im Gegensatz zu der vorangehend beschriebenen Skelettmuskulatur zu einer calcium-induzierten Calciumfreisetzung. Hierbei werden spannungssensitive Calcium-Kanäle durch das Aktionspotenzial geöffnet. Das einströmende Calcium bindet an intrazelluläre Ryanodin-Rezeptoren (RyR-2) welche Calcium aus dem sarkoplasmatischen Retikulum der Herzzelle freisetzen. Der resultierende, starke Anstieg der intrazellulären Calcium-Konzentration bewirkt

---

53   Vgl. Wikipedia - Motorische Endplatte 2014
54   Vgl. Wikipedia - Synapse 2014
55   Vgl. Wikipedia - Endoplasmatisches Retikulum 2014
56   Vgl. Wikipedia - Motoneuron 2014

über die Aktivierung des Myosinköpfchens zum einen und die Bindung an Troponin zum anderen die Kontraktion der Muskelzelle (Herz- und Skelettmuskel). Calcium-Ionen haben somit eine Schlüsselrolle bei der elektromechanischen Kopplung von elektrischer Erregung an der Membran und der Kontraktion der Muskelzelle inne.

Freies Acetylcholin im synaptischen Spalt wird durch das Enzym Acetylcholinesterase zu Cholin und Acetat hydrolysiert und somit unwirksam gemacht. Acetat diffundiert daraufhin aus dem Spalt, Cholin hingegen wird von der präsynaptischen Zelle aufgenommen und dort wiederverwertet. Die Acetylcholinesterase Enzyme befinden sich an der postsynaptischen Membran des synaptischen Spalts.

199. Bei einem Myasthenie-Patienten werden als Folge einer Autoimmunreaktion die nACh-Rezeptoren abgebaut.

Welche der folgenden Aussagen trifft auf einen solchen Patienten (im Vergleich zu einem gesunden Patienten) bei Erregung eines motorischen Axons am ehesten zu?
(A) Die präsynaptisch einströmende Ca^{2+}-Menge ist vermindert.
(B) Auf der postsynaptischen Membran befinden sich mehr n-ACh-Rezeptoren.
(C) Die postsynaptische Depolarisation ist vermindert.
(D) Die postsynaptisch einströmende Ca^{2+}-Menge ist vergrößert.
(E) Es bestehen keine Einschränkungen der elektromechanischen Kopplung.

200. **Welche Aussage(n) lassen sich aus dem Text ableiten?**
  I. Die präsynaptischen ACh-Esterase-Enzyme dienen dem Abbau von ACh im synaptischen Spalt.
  II. Ein Mangel an ACh-Esterase kann zu einer verstärkten postsynaptischen Depolarisation führen.
  III. ACh-Esterase-Mangel kann zu einer verstärkten und/oder verlängerten Muskelkontraktion führen.

(A) Keine Aussage lässt sich ableiten.
(B) Nur Aussage II lässt sich ableiten.
(C) Nur die Aussagen I und II lassen sich ableiten.
(D) Nur die Aussagen II und III lassen sich ableiten.
(E) Alle Aussagen lassen sich ableiten.

201. Bei einem Lambert-Eaton-Patienten werden infolge einer Autoimmunreaktion die präsynaptischen Ca2+-Kanäle abgebaut.

Welche der folgenden Aussagen trifft auf einen solchen Patienten (im Vergleich zu einem gesunden Patienten) bei Erregung eines motorischen Axons am wenigsten zu?
(A) Die Kontraktion der postsynaptischen Muskelzelle ist verstärkt.
(B) Die präsynaptisch einströmende Ca^{2+}-Menge ist vermindert.
(C) Es wird weniger ACh in den synaptischen Spalt freigesetzt.
(D) Die postsynaptische Depolarisation ist vermindert.
(E) Das postsynaptische Ruhemembranpotenzial bleibt unverändert.

202. Welche Aussage lässt sich nicht aus dem Text ableiten?

(A) Ryanodin-Rezeptoren vom Typ RyR-1 kommen nicht im Herzen vor.

(B) Das Ruhemembranpotenzial muss um +40 mV angehoben werden um das Schwellenpotenzial zu erreichen.

(C) Der postsynaptische Einstrom von Kationen führt zur Bildung positiver Generatorpotentiale.

(D) Ca^{2+}-Ionen sind unverzichtbar für die elektromechanische Kopplung.

(E) Die DHPR befinden sich in den transversalen Tubuli der Herzmuskelzelle.

203. Welche Aussage(n) lassen sich dem Text zufolge bei einer Botulinum-Toxin-Vergiftung (Synaptobrevin wird zerstört) ableiten?

I. Die Exozytose der Vesikel kann nicht stattfinden.

II. Es können keine postsynaptischen Generatorpotentiale entstehen.

III. Eine Kontraktion der Muskelzellen ist nicht möglich.

(A) Nur Aussage I lässt sich ableiten.

(B) Nur Aussage II lässt sich ableiten.

(C) Nur die Aussagen I und II lassen sich ableiten.

(D) Nur die Aussagen II und III lassen sich ableiten.

(E) Alle Aussagen lassen sich ableiten.

204. Welche Aussage lässt sich aus dem Text ableiten?

(A) In der Skelettmuskulatur kommt es zu einer calcium-induzierten Calciumfreisetzung.

(B) Syntaxin befindet sich sowohl auf der Vesikel-, als auch auf der postsynaptischen Membran.

(C) Die Zellkörper der Motoneuronen befinden sich im Vorderhorn der weißen Substanz des Rückenmarks.

(D) Spinalnerven bestehen aus motorischen Axonen.

(E) Ryanodin-Rezeptoren vom Typ RyR-2 kommen nicht im Herzen vor.

35. Atemregulation[57]
Niveau: sehr schwer

Unter dem Begriff der Atemregulation fasst man hochkomplexe Regulations- und Rückkopplungsmechanismen zusammen, die zum Ziel haben die Ventilation (Atmung) an die aktuelle Stoffwechselsituation anzupassen, sodass eine ausreichende Versorgung der Körperzellen mit O_2 (Sauerstoff) gewährleistet ist. Der Rhythmusgenerator der Atmung (Atemzentrum) befindet sich in der Medulla oblongata und der Formatio reticularis des zentralen Nervensystems. Hier werden sowohl die verschiedenen, afferenten (eintreffenden) Atemreize verarbeitet als auch über Nervenfasern die efferente (austretende) Regulation der Atemmuskulatur an die entsprechenden Motoneurone im Hals- und Brustmark (C4–Th7) weitergeleitet, von wo aus die Motoneurone die Kontraktion bzw. Relaxation der inspiratorischen bzw. exspiratorischen Muskelgruppen bewirken.

Zu den atemmodulierenden afferenten Atemreizen zählen zum einen mechanische Reize von Sensoren in der Lunge und der Atemmuskulatur und zum anderen chemische Reize, die von Chemosensoren in den arteriellen Blutgefäßen Aorta und Carotis (periphere Sensoren) und im Liquor des zentralen Nervensystems (zentrale Sensoren) gemessen werden. Die entscheidenden chemischen Parameter zur Atemregulation sind die Partialdrücke von O_2 und CO_2 (pCO_2) sowie der pH-Wert im Blut (periphere Sensoren) und im Liquor (zentrale Sensoren). Die peripheren Chemosensoren reagieren vor allem auf Veränderung des Sauerstoffpartialdrucks (pO_2) im arteriellen Blut. Kommt es zu einem Absinken des arteriellen (peripheren) pO_2 so wird über afferente Bahnen des N. vagus und des N. glossopharyngeus im Atemzentrum die Atmung verstärkt, sodass der pO_2 in der Folge wieder ansteigt. Ebenfalls erregend auf das Atemzentrum wirkt ein peripher gemessener Anstieg des pCO_2 oder ein Abfall des pH-Wertes, vor allem wenn sie kombiniert mit einem sinkenden pO_2 auftreten. Den stärksten akuten Einfluss auf die Atemregulation hat jedoch ein zentral im Liquor gemessener Anstieg des pCO_2 oder Abfall des pH-Wertes, mit dem Ergebnis, dass die Ventilation zunimmt und in der Folge der pCO_2 durch vermehrte Abatmung von CO_2 wieder sinkt, wodurch im weiteren Verlauf auch der pH-Wert wieder steigt (da CO_2 eine Säure ist und abgeatmet wird, sinkt der pH-Wert bei zunehmendem pCO_2 und steigt bei abnehmendem pCO_2).

Kommt es hingegen zu einer chronischen Erhöhung des pCO_2 so sinkt der zuvor zentral erhöhte Atemantrieb wieder ab und der periphere pO_2 wird zum einzigen verbliebenen Atemantrieb. Wird beispielsweise ein Patient mit chronisch erhöhtem pCO_2 mit Sauerstoff beatmet, so kann es passieren, dass durch den steigenden pO_2 auch dieser periphere Atemantrieb ausfällt und der Patient in der Folge einen Atemstillstand erleidet. Ein weiterer afferenter Atemreiz, der modulatorisch auf das Atemzentrum einwirkt ist die Körpertemperatur, wobei sowohl eine Erhöhung als auch eine Senkung der normalen Körpertemperatur einen Anstieg der Ventilation nach sich zieht. Auch ein Abfall des Blutdrucks führt zu einer vermehrten Atmung. Bei der Hyperventilation handelt es sich um eine pathologische (krankhafte), über den Bedarf des Körpers gesteigerte Ventilation der Lunge, in deren Folge sich Muskelkrämpfe und Parästhesien (Missempfindungen wie bspw. „Kribbeln") ausbilden können. Das Gegenteil der Hyperventilation ist die Hypoventilation bei der eine verminderte Ventilation der Lunge vorliegt und in deren Folge es durch den Sauerstoffmangel zu lebensgefährlichen Zuständen kommen kann. Ein erstes Anzeichen einer chronischen Minderversorgung mit Sauerstoff kann eine Zyanose (bläuliche Verfärbung der Lippen) sein. Kommt es in Folge einer vermehrten Ventilation zu einem Verlust der Säure CO_2 steigt der pH-Wert des Blutes.

---

57   Silbernagl, S., & Despopoulos, A. 2007

Man spricht hierbei von einer respiratorischen Alkalose. Bei einer verminderten Atmung kann es daher im Umkehrschluss auch zur Ausbildung einer respiratorischen (atmungsbedingten) Azidose kommen. Im Gegenzug hierzu ist bei einem Verlust von HCO_3^- (Bikarbonat) über die Niere die Rede von einer metabolischen (stoffwechselbedingten Azidose) und bei einem Verlust von H^+-Ionen beispielsweise durch Erbrechen oder starke Durchfälle spricht man von einer metabolischen Alkalose.

205. Welche der folgenden Aussagen lässt sich nicht aus dem Text ableiten?

(A) Afferenzen zentraler Chemosensoren verlaufen über den N. vagus zum Atemzentrum.

(B) Das Atemzentrum befindet sich unter anderem in der Medulla oblongata.

(C) Die peripheren Chemosensoren messen den pO_2 im arteriellen Blut.

(D) Die Kontraktion der Atemmuskulatur wird unter anderem im Hals- und Brustmark gesteuert.

(E) Mechanische Sensoren spielen eine Rolle bei der Regulation der Ventilation.

206. Welche Aussage(n) beschreiben mögliche Folgen einer Hyperventilation?

I. Der pCO_2 sinkt unter den Normalwert.

II. Es kommt zu einer respiratorischen Alkalose.

III. Der Atemantrieb nimmt ab.

(A) Nur Aussage I lässt sich ableiten.

(B) Nur Aussage III lässt sich ableiten.

(C) Nur die Aussagen II und III lassen sich ableiten.

(D) Nur die Aussagen I und II lassen sich ableiten.

(E) Alle Aussagen lassen sich ableiten.

207. Bei einem Patienten mit COPD (Chronisch obstruktiver Lungenerkrankung) kommt es in Folge der Erkrankung zu einer eingeschränkten Ventilation der Lunge.

Mit welchem Befund ist am ehesten nicht zu rechnen?

(A) Ein erniedrigter pO_2

(B) Ein erhöhter pCO_2

(C) Einem erhöhten Atemantrieb aufgrund des erhöhten pCO_2

(D) Einem erhöhten Atemantrieb aufgrund des verminderten pO_2

(E) Einer Zyanose

208. Welcher der folgenden Befunde führt im Normalfall nicht zu einer Steigerung des Atemantriebs?

(A) Ein erhöhtes pCO_2

(B) Erhöhter pH-Wert

(C) Blutdruckabfall

(D) Senkung der Körpertemperatur

(E) Ein erniedrigter pO_2

209. Welche Aussage(n) sind dem Text zufolge richtig?

I. Bei einer metabolischen Alkalose ist von einem erniedrigten pCO_2 auszugehen.

II. Bei einer respiratorischen Azidose ist von einem erhöhten pCO_2 auszugehen.

III. Ein erhöhter pCO_2 führt stets zu einem verstärkten Atemreiz.

(A) Nur Aussage I lässt sich ableiten.

(B) Nur Aussage II lässt sich ableiten.

(C) Nur die Aussagen II und III lassen sich ableiten.

(D) Nur die Aussagen I und III lassen sich ableiten.

(E) Alle Aussagen lassen sich ableiten.

210. Welche Aussage ist dem Text zufolge richtig?

(A) Bei einer Hypoventilation kommt es zu einer Erhöhung des pO_2.

(B) Bei einer Hyperventilation kommt es zum Anstieg des pCO_2.

(C) Einem Patienten mit erniedrigtem pO_2 sollte stets Sauerstoff verabreicht werden.

(D) In Folge einer Hyperventilation kann es zur Ausbildung einer Azidose kommen.

(E) Muskelkrämpfe können die Folge einer Hyperventilation sein.

36. Somatotropin[58] [59] [60] [61]

Niveau: sehr schwer

Somatotropin ist ein Hormon für das zahlreichen Synonyma gebräuchlich sind, unter anderem Somatotropes Hormon (STH) oder Growth Hormone (GH). Beim Somatotropin handelt es sich um ein Peptidhormon (aus Aminosäuren aufgebaut), das Zellwachstum, -fortpflanzung und -regeneration in menschlichen und tierischen Organismen stimuliert. Das humane (menschliche) GH besteht aus 191 Aminosäuren und hat eine Molekülmasse von 22.125 Dalton, wobei seine Tertiärstruktur (3D-Struktur) vier, über Disulfidbrücken miteinander verbundene, α-Helices (spiralige Wendeln) aufweist, welche für die funktionale Interaktion mit GH-Rezeptoren unverzichtbar sind. Die Synthese von STH findet in den α-Zellen des Hypophysenvorderlappens (HVL) statt. Die Sekretion (Ausschüttung) wird durch neurosekretorische Kerne (Ncl. arcuatus) des Hypothalamus reguliert, wobei die dort synthetisierten regulativen Peptidhormone Somatoliberin (auch Growth-Hormone-Releasing-Hormone (GHRH) genannt), das die Synthese und Sekretion von GH steigert und Somatostatin, das den gegenteiligen Effekt hat und neben dem Hypothalamus auch im Pankreas synthetisiert wird, über den venösen Plexus vom Hypothalamus zur Hypophyse gelangen.

GH hat zahlreiche und vielfältige Wirkungen auf den Organismus, die durch die Interaktion von GH mit spezifischen GH-Rezeptoren auf der Oberfläche der Körperzellen vermittelt werden. Generell kann die Wirkung von GH jedoch als anabol (Körpersubstanz aufbauend) beschrieben werden. Dieser anabole Effekt wird über zwei verschiedene Mechanismen getriggert. Zum einen bindet GH direkt an GH-Rezeptoren an Körperzellen und führt dort über die Aktivierung der MAPK-Signalkaskade zu einem Wachstum von beispielsweise Knorpelgewebe oder Chondrozyten. Zum anderen stimuliert GH, durch Aktivierung der JAK-STAT-Signalkaskade (u. a. in Leberzellen), die Synthese von IGF-1 (Insulin-like Growth Factor 1) und wirkt damit indirekt stimulierend auf anabole Stoffwechselvorgänge. Die anabole Wirkung manifestiert sich vor allem an Muskeln, Knochen und der Leber, indem es hier zu einer gesteigerten Aufnahme und Verwertung von Aminosäuren und folglich zu Wachstum kommt. Somatotropin erhöht ferner den Blutzuckerspiegel (BZ) (durch Glykogenabbau) und beschleunigt die Lipolyse (Fettabbau) im Körper, wodurch gewährleistet wird, dass genügend Zucker und Fette für das Körperwachstum zur Verfügung stehen. Die Synthese und Sekretion von Somatotropin folgt dabei einer zirkadianen (tageszeitabhängigen) Rhythmik, wobei das Maximum während des Schlafes erreicht wird. Zudem ist die Produktion von GH ebenfalls abhängig vom Lebensalter. So ist die Pubertät das Lebensalter mit der höchsten Somatotropin Produktion. Zudem trägt GH über die Bildung von IGF-1 zur Regulation der GH Synthese und Sekretion bei, indem IGF-1 infolge einer negativen Rückkoppelung die Produktion und Freisetzung von Somatoliberin im Hypothalamus senkt und umgekehrt bei dessen Mangel steigert.

Bei einem Mangel oder einem Überangebot von GH kann es je nach Lebensalter zur Ausprägung sehr unterschiedlicher Symptomkomplexe kommen. Der entscheidende Zeitpunkt ist dabei der Epiphysenfugenschluss der Knochen am Ende der Pubertät. Nach dem Epiphysenfugenschluss ist kein weiteres Längenwachstum der Knochen mehr möglich und folglich ist auch ein übermäßiges oder vermindertes Längenwachstum durch eine erhöhte respektive verminderte GH-Synthese nicht mehr möglich. Vielmehr ist bei einem STH-Überangebot nach dem Verschluss der Epiphysenfugen ein Wachstum nur noch an den knöchernen

---

58 Silbernagl, S., & Despopoulos, A. 2007
59 Vgl. Wikipedia - Pygmäen 2015
60 Vgl. Wikipedia - Growth hormone 2015
61 Vgl. Wikipedia - Akromegalie 2015

Akren (Hände, Füße), Weichteilen und Knorpel wie dem Kehlkopf und dem Ohrknorpel und inneren Organen möglich. Die Organe vergrößern sich dabei als Ganzes, was auch als Viszeromegalie bezeichnet wird. Des Weiteren verdickt die Haut, der Haarwuchs wird angeregt und das unkoordinierte Wachstum von Gelenkknorpel prädisponiert zu degenerativen Gelenkerkrankungen. Insgesamt wirken die Körperproportionen durch diese Veränderungen unharmonisch und vergröbert. Im Gegensatz hierzu führt ein Mangel an STH im Kindesalter zum Zwergwuchs, wobei ein Mangel im Erwachsenenalter keinen Einfluss mehr auf die Körperhöhe hat. Eindrucksvolles Beispiel hierfür ist der Stamm der Pygmäen in Afrika, bei denen es infolge einer genetisch bedingten Mutation zu einem eingeschränkten Körperwachstum kommt und die daher nur eine durchschnittliche Körpergröße von 144–156 cm erreichen.

211. Bei einem 12-jährigen Kind wird ein STH-produzierendes Adenom des HVL diagnostiziert.

Welcher der folgenden Befunde lässt sich dem Text zufolge nicht erklären?
(A) Erhöhte Blutglucose
(B) Erhöhte IGF-1 Werte
(C) Erhöhte GHRH Werte
(D) Starkes Wachstum
(E) Erhöhte Blutfette

212. Welche, der in den folgenden Aussagen präsentierten, Befunde können theoretisch einen Gigantismus erklären?
Hinweis: Beim Gigantismus handelt es sich um einen proportionierten Riesenwuchs.
I. Ein Somatostatin produzierender Tumor des Pankreas im Jugend- bzw. Kindesalter.
II. Eine STH produzierendes Adenom des HVL im Erwachsenenalter.
III. Ein IGF-1 produzierender Tumor der Leber im Jugend- bzw. Kindesalter.

(A) Nur Aussage III lässt sich ableiten.
(B) Nur die Aussagen I und II lassen sich ableiten.
(C) Nur die Aussagen II und III lassen sich ableiten.
(D) Nur die Aussagen I und III lassen sich ableiten.
(E) Alle Aussagen lassen sich ableiten.

213. Welche der folgenden genetischen Mutationen erklärt den Zwergwuchs der Pygmäen am ehesten?
(A) Genetisch bedingte Mutation mit Mangel von Somatostatin vor dem Epiphysenfugenschluss.
(B) Genetisch bedingte Mutation mit Funktionsverlust von Somatostatin nach dem Epiphysenfugenschluss.
(C) Genetisch bedingte Mutation mit Funktionsverlust der MAPK-Signalkaskade nach dem Epiphysenfugenschluss.
(D) Genetisch bedingte Mutation mit Mangel von IGF-1 vor dem Epiphysenfugenschluss.
(E) Genetisch bedingte Mutation mit Überschuss von GHRH vor dem Epiphysenfugenschluss.

214. Bei einem 13-jährigen Patienten ist durch einen Gendefekt die Tertiärstruktur von GH so verändert, dass es nicht an die GH-Rezeptoren binden kann.

Welcher der folgenden Befunde ist dem Text zufolge daher nicht zu erwarten?

(A) GH ist erhöht.

(B) GHRH ist erhöht.

(C) IGF-1 ist erniedrigt.

(D) Es liegt ein eingeschränktes Wachstum vor.

(E) Es liegen erhöhte Blutzuckerwerte vor.

215. Welche Aussage(n) sind dem Text zufolge richtig?

I. GH wird im Ncl. arcuatus gebildet.

II. Somatostatin wird ausschließlich im Hypothalamus gebildet.

III. GH hat sowohl eine direkte wie indirekte anabole Wirkung.

(A) Nur Aussage I lässt sich ableiten.

(B) Nur Aussage II lässt sich ableiten.

(C) Nur Aussage III lässt sich ableiten.

(D) Nur die Aussagen I und III lassen sich ableiten.

(E) Nur die Aussagen II und III lassen sich ableiten.

216. Die Akromegalie ist gekennzeichnet durch eine Überproduktion von STH.

Welche der folgenden Symptom- bzw. Befundkonstellation ist bei einem 40-jährigen Akromegalie-Patienten am ehesten zu erwarten?

(A) GH erhöht – IGF erhöht – GHRH erhöht – BZ erhöht – Körpergröße erhöht

(B) GH erhöht – IGF erhöht – GHRH erniedrigt – BZ erhöht – Körpergröße normal

(C) GH erhöht – IGF erhöht – GHRH erniedrigt – BZ erhöht – Körpergröße erhöht

(D) GH erhöht – IGF erniedrigt – GHRH erhöht – BZ erhöht – Körpergröße normal

(E) GH erhöht – IGF erniedrigt – GHRH erniedrigt – BZ erhöht – Körpergröße erhöht

37. NO-Synthase[62] [63]

Niveau: sehr schwer

Die Stickstoffmonoxid-Synthase oder kurz NO-Synthase (NOS), ist ein Enzym, das die Synthese von Stickstoffmonoxid (NO) unter Verbrauch von O_2 und NADPH und Abspaltung von Citrullin aus der Aminosäure L-Arginin katalysiert. Stickstoffmonoxid ist ein bioaktives Molekül, das zwar nur eine Halbwertszeit von wenigen Sekunden hat, aufgrund seiner geringen Molekülgröße jedoch biologische Membranen rasch durchqueren, in benachbarte Zellen diffundieren und somit eine Vielzahl von physiologischen Stoffwechselvorgängen regulieren kann. Jedoch muss aufgrund der geringen Halbwertszeit NO im Körper ständig neu synthetisiert werden. Beim Menschen sind drei Isoformen (gleiche Funktion, jedoch unterschiedlicher Aufbau) der NO-Synthase bekannt, die von unterschiedlichen Genen codiert werden und deren Expression und Exposition sich zellspezifisch unterscheiden.

Die Endothelzellen, an der Innenseite der Blutgefäße, exprimieren beispielsweise die eNOS. Kommt es zu einer Aktivierung der eNOS durch Ca^{2+}-Calmodulin im Zytosol, wird NO gebildet, welches in die benachbarten Gefäßmuskelzellen diffundiert. Dort aktiviert NO die zytosolische Guanylyl-cyclase (sGC), die sich, im Gegensatz zur membranständigen Guanylyl-cyclase (GC), im inneren der Zelle befindet und nicht an der Zellmembranoberfläche. Die zytosolische Guanylyl-cyclase wandelt in der Folge Guanosintriphosphat (GTP) in cyclisches Guanosinmonophosphat um (cGMP), welches als second messenger in der Gefäßmuskelzelle fungiert und die Proteinkinase G (PKG) aktiviert, was zu einem Absinken der intrazellulären Ca^{2+}-Konzentration führt. Die sinkende Ca^{2+}-Konzentration bedingt im weiteren Verlauf eine Relaxation (Entspannung) der Muskelzelle. Ferner phosphoryliert und aktiviert die PKG die Myosinleichtkettenphosphatase (MLCP), welche Phosphat von der leichten Kette des Myosin („Motorprotein" des Muskels) abspaltet und hierdurch eine verminderte Ca^{2+}-Sensitivität bewirkt, welche wiederum zu einer vermehrten Muskelrelaxation beiträgt. Durch die kollektive Relaxation der Gefäßmuskulatur, kommt es zu einer Vasodilatation (Weitung) der Blutgefäße, was wiederum zu einer Absenkung der Nachlast des Herzens und des Blutdrucks führt, zudem kommt es zu einer Erhöhung des Blutflusses. Bei Tibetern konnte beispielsweise in einer Studie nachgewiesen werden, dass es im Rahmen der evolutionären Anpassung an die extreme Höhe des Himalayas, zu einer Vervielfachung des NO-Blutspiegels im Vergleich zu Individuen auf Meeresniveau kommt. Hierdurch wird der Blutfluss und die Versorgung bzw. Sättigung mit Sauerstoff im Vergleich zu den Tieflandbewohnern gesteigert.

Doch auch in der Pharmakologie macht man sich diesen Wirkmechanismus der eNOS inzwischen bei zahlreichen Medikamenten zunutze. Beispielhaft zu nennen ist Nitroglycerin. Dieser Wirkstoff, der unter anderem im Rahmen der Angina pectoris Therapie zum Einsatz kommt, setzt im Körper NO frei und bewirkt somit eine Weitung der Blutgefäße (u. a. auch der Herzkranzgefäße). Doch nicht nur die direkte Gabe von NO spielt in der Medizin eine wichtige Rolle. Inzwischen wird beispielsweise Patienten mit einer peripheren arteriellen Verschlusskrankheit L-Arginin verabreicht. Pharmakologisch kann im Gegenzug eine Hemmung der NO-Synthese über die Verfügbarkeit des Substrates L-Arginin erreicht werden, indem beispielsweise das Enzym Arginase verabreicht wird, das mit der NOS um das Substrat konkurriert, und welche L-Arginin zu L-Ornithin und Harnstoff spaltet.

Die iNOS hingegen, die in Makrophagen vorkommt, spielt eine bedeutende Rolle im Rahmen

---

62 Silbernagl, S., & Despopoulos, A. 2007
63 Vgl. Wikipedia - NO-Synthase 2015

der Immunantwort auf eindringende Bakterien. So produzieren Makrophagen nach Aktivierung der iNOS große Mengen von NO, das in hoher Dosis zytotoxisch (zelltötend) wirkt, und somit eindringende Bakterien abtötet. Eine gefürchtete Nebenwirkung dieses iNOS Mechanismus ist der Blutdruckabfall (septischer Schock) bei einer bakteriellen Sepsis (Blutvergiftung durch Bakterien), der durch eine übermäßige NO-Produktion der Makrophagen entsteht. Die nNOS wird in den Neuronen des ZNS (Zentralen Nervensystems) exprimiert. Hier ist bisher noch kein exakter Wirkmechanismus bekannt. Man geht jedoch davon aus, dass durch die zellmembrangängige Diffusion des freigesetzten NO große Areale des ZNS moduliert werden können.

217. Welche der folgenden Aussagen lässt sich nicht aus dem Text ableiten?
(A) Stickstoffmonoxid wird aus einer Aminosäure gebildet.
(B) Stickstoffmonoxid hat eine Halbwertszeit von nur wenigen Sekunden.
(C) Bei der Synthese von Stickstoffmonoxid entsteht Citrullin.
(D) Die GC wandelt GTP in cGMP um.
(E) Beim Menschen sind drei Isoformen der NOS bekannt.

218. Einem Patienten wird Nitroglycerin verabreicht.

   Welche der folgenden Aussage(n) beschreiben Vorgänge, die dem Text zufolge zu erwarten sind? `
   I.   In den Endothelzellen kommt es zu einem Anstieg von cGMP.
   II. Der Blutdruck sinkt.
   III. Es kommt zu einer vermehrten Aktivierung der Myosinleichtkettenphosphatase in der Gefäßmuskelzelle.

(A) Nur Aussage II lässt sich ableiten.
(B) Nur Aussage III lässt sich ableiten.
(C) Nur Aussage II und III lassen sich ableiten.
(D) Nur Aussage I und II lassen sich ableiten.
(E) Alle Aussagen lassen sich ableiten.

219. Womit ist bei einem Patienten nach der Gabe von Nitroglycerin am ehesten nicht zu rechnen?
(A) Aktivierung der Proteinkinase G.
(B) Weitung der Herzkranzgefäße.
(C) Verminderte Nachlast am Herzen.
(D) Verminderte Ca^{2+}-Sensitivität der leichten Kette des Myosins.
(E) Erhöhung der Ca^{2+}-Konzentration in der Gefäßmuskelzelle.

220. Welcher der folgenden Befunde führt am ehesten nicht zu einer Senkung des Blutdrucks?
(A) Gabe von L-Arginin.
(B) Verminderte Aktivität der Arginase.
(C) Vermehrte Aktivität der Proteinkinase G.
(D) Erhöhte Ca^{2+}-Konzentration in den Gefäßmuskelzellen.
(E) Gesteigerte Phosphorylierung der MLCP.

221. Welche Aussage(n) sind dem Text zufolge richtig?

I. Bakterielle Infektionen können zu einer Senkung des Blutdrucks führen.

II. L-Arginin wird stets zu Citrullin und NO abgebaut.

III. Bei der Therapie einer Angina pectoris wird versucht die NO-Spiegel zu senken.

(A) Nur Aussage I lässt sich ableiten.

(B) Nur Aussage II lässt sich ableiten.

(C) Nur Aussage II und III lässt sich ableiten.

(D) Nur Aussage I und III lassen sich ableiten.

(E) Alle Aussagen lassen sich ableiten.

222. Welche Aussage ist dem Text zufolge richtig?

(A) Tibeter haben im Normalfall erniedrigte NO-Spiegel.

(B) Arginase kann verwendet werden um die NO-Spiegel zu senken.

(C) NO hat keinen Einfluss auf die leichte Kette des Myosins.

(D) L-Arginin kann verwendet werden um die NO-Spiegel zu senken.

(E) Sinkende NO-Spiegel führen zu einer vermehrten Vasodilatation.

38. Das menschliche Auge[64]

Niveau: sehr schwer

Die Oberflächenkrümmung der Linse hängt von deren Elastizität und von den auf die Linsenkapsel einwirkenden Kräften ab. Der Zug des ringförmig um die Linse liegenden Ziliarmuskels auf die Linsenkapsel wird durch die Zonulafasern übertragen. Nimmt die Spannung der Zonulafasern zu, dehnt sich die Linse und bewirkt eine Abflachung der vorderen Linsenfläche. Bei Parasympathikus-Erregung kontrahiert sich der Ziliarmuskel, der Durchmesser des durch ihn gebildeten Rings wird kleiner und die Zonulafasern entspannen sich. Aufgrund der Eigenelastizität der Linse verstärkt sich die Krümmung der Linsenoberfläche. Die Brechkraft der Linse nimmt dadurch zu, sodass nahe gelegene Objekte auf der Retina (Netzhaut) scharf abgebildet werden können. Bei Sympathikuserregung passiert das Gegenteil der zuvor beschrieben Prozesse, sodass weit entfernte Objekte scharf auf der Retina scharf abgebildet werden.

Bei Belichtung eines Auges verengt sich nicht nur die Pupille des belichteten Auges (direkte Lichtreaktion), sondern auch die des nicht belichteten Auges (konsensuelle Lichtreaktion). Die Pupillenweite wird durch zwei Systeme glatter Muskulatur in der Iris (Regenbogenhaut) bestimmt. Durch Kontraktion des Musculus sphincter pupillae wird die Pupille enger (Miosis), durch Kontraktion des Musculus dilalatator pupillae wird sie weiter (Mydriasis). In der afferenten (sensorischen) Bahn nehmen zunächst Photosensoren der Retina Licht wahr. Die Informationen werden über den Nervus opticus (Sehnerv) in die Area praetectalis weitergeleitet, in der die Fasern verschaltet werden. Hierbei Kreuzen Fasern des linken Sehnervs teilweise auf die Gegenseite und umgekehrt. Von der prätektalen Region zieht die Information zum parasympathischen Edinger-Westphal-Kern, dem Beginn der efferenten (motorischen) Reflexbahn, und zum ziliospinalen Zentrum im Rückenmark. Von diesem parasympathischen Kerngebiet gelangt die Information zum Ganglion ciliare, wo sie noch einmal verschaltet wird. Die weiterführenden Fasern innervieren den Musculus sphincter pupillae. Die Information vom ziliospinalen Zentrum wird im Ganglion cervicale superius noch einmal verschaltet. Von dort kann der Musculus dilatator pupillae durch sympathische Nervenfasern aktiviert werden. Zudem wird der Musculus tarsalis, welcher das Augenlid anhebt und somit die Lidspalte erweitert, vom Sympathikus innerviert.

Das Gesichtsfeld jedes Auges lässt sich in zwei Hälften unterteilen: das nasale (näher zur Nase liegende) und das temporale (näher zur Schläfe liegende) Gesichtsfeld. Das nasale Gesichtsfeld wird durch die Lochblende der Iris auf den temporalen Teil der Netzhaut projiziert und umgekehrt. Von der Netzhaut projizieren Nerven, die so genannte Sehbahn, die Information in das Gehirn. Hierbei überkreuzen sich die Nerven von der nasalen Retina im Chiasma Optikum, sodass zum Beispiel das Bild der linken nasalen Retina in der rechten Gehirnhälfte verarbeitet wird, während das Bild der linken temporalen Retina in der linken Gehirnhälfte verarbeitet wird.

---

64   Schmidt, R. F., Lang, F., & Heckmann, M. 2011

Der Neurotransmitter des parasympathischen Nervensystems ist Acetylcholin (ACh). Im Gegensatz hierzu ist im sympathischen Nervensystem der Transmitter Noradrenalin. Nach seiner Freisetzung in den synaptischen Spalt und Bindung an muskarinische Acetylcholin-Rezeptoren, wird Acetylcholin durch das Enzym Acetylcholinesterase zu Cholin und Acetat abgebaut und somit deaktiviert. Atropin, die Substanz, die für die Giftigkeit der Tollkirsche verantwortlich ist, ist ein sogenanntes Parasympatholytikum. Dies bedeutet, dass Atropin mit Acetylcholin um die Bindungsstellen am Muskarinrezeptor konkurriert und dadurch die parasympathische Wirkung von Acetylcholin reversibel (umkehrbar) blockiert.

223. Welche Aussage lässt sich nicht aus dem Text ableiten?
(A) Bei Kontraktion des Ziliarmuskels werden die Zonulafasern entspannt.
(B) Bei Aktivierung des Sympathikus fällt mehr Licht auf die Netzhaut.
(C) Informationen aus dem rechten Auge werden in beiden Gehirnhälften verarbeitet.
(D) Bei Miosis werden muskarinische Acetylcholin-Rezeptoren aktiviert.
(E) Bei Kontraktion des Musculus dilatator pupillae werden nahe gelegene Objekte auf der Netzhaut scharf abgebildet.

224. Welche Wirkung bzw. welche Wirkungen sind bei lokaler Anwendung von Atropin am Auge zu erwarten?
I. Es kann eine Miosis verursachen.
II. Es führt zu einer starken Lichtempfindlichkeit.
III. Es bewirkt eine verminderte Sehfähigkeit, insbesondere in der Ferne.

(A) Alle Aussagen treffen zu.
(B) Nur Aussage I trifft zu.
(C) Nur Aussage II trifft zu.
(D) Nur die Aussagen I und III treffen zu.
(E) Nur die Aussagen II und III treffen zu.

225. Pilocarpin ist ein Wirkstoff, der seine Wirkung durch Andocken an muskarinische Acetylcholinrezeptoren entfaltet.

Welche Aussage(n) trifft bzw. treffen auf die lokale Anwendung Pilocarpins am Auge zu?
I. Pilocarpin bewirkt eine Erschlaffung des Musculus sphincter pupillae.
II. Atropin hebt die Wirkung des Pilocarpins auf.
III. Die Wirkung von Pilocarpin ist mit der des Sympathikus zu vergleichen.

(A) Alle Aussagen treffen zu.
(B) Keine Aussage trifft zu.
(C) Nur Aussage I trifft zu.
(D) Nur Aussage II trifft zu.
(E) Aussagen I und II treffen zu.

226. Beim sogenannten Horner-Syndrom liegt eine Schädigung der sympathischen Versorgung des Auges vor.

Welches Symptom lässt sich an einem Patienten mit Horner-Syndrom beobachten?

(A) Mydriasis
(B) Starker Tränenfluss
(C) Herabhängendes Augenlid
(D) Ausfall eines Teils des Gesichtsfelds
(E) Schielen

227. Durch einen Hypophysentumor kann eine ausschließliche Schädigung des Chiasma Optikum vorliegen.

Welche Aussage trifft zu, wenn eine Verletzung der Sehbahn im Chiasma Optikum auftritt?

(A) Es gibt keine Einschränkung des Gesichtsfelds.
(B) Die betroffene Person erblindet.
(C) Die betroffene Person kann nur einen engen Bereich sehen, die äußeren Ränder fallen aus.
(D) Die betroffene Person kann nur am Rand des Gesichtsfels sehen, der mittlere Bereich fällt aus.
(E) Das linke Gesichtsfeld fällt aus.

228. Es liegt eine Schädigung des Sehnervs des linken Auges vor.

Welche Aussagen zum Pupillenreflex lässt bzw. lassen sich aus dem Text ableiten?

I. Beim Leuchten ins linke Auge tritt keine Reaktion ein.
II. Beim Leuchten ins rechte Auge verengt sich nur die Pupille des rechten Auges.
III. Beim Leuchten ins rechte Auge verengen sich die Pupillen beider Augen.

(A) Nur die Aussagen I und II treffen zu.
(B) Nur die Aussagen I und III treffen zu.
(C) Nur Aussage I trifft zu.
(D) Nur Aussage II trifft zu.
(E) Nur Aussage III trifft zu.

39. Steroidhormone[65]

Niveau: sehr schwer

Die Nebenniere ist eine Hormondrüse, die sich in zwei Anteile gliedert. Das Nebennieren-mark, welches Adrenalin und Noradrenalin bildet und die Nebennierenrinde, in der Steroid-hormone (Steroide) produziert werden. Die Nebennierenrinde lässt sich von außen nach innen in drei Zonen unterteilen. Die Zona glomerulosa, in der vorwiegend Aldosteron gebil-det wird, welches die Konzentration von Kalium und Natrium im Blut reguliert, die Zona fas-ciculata, in der Glucocorticoide wie Cortisol gebildet werden und die Zona reticularis, in der vorwiegend männliche Sexualhormone, die Androgene, gebildet werden.

Steroide werden aus dem Membranlipid Cholesterin in den Zellen der Nebennierenrinde und der Gonaden (Geschlechtsdrüsen) gebildet. Die Hormonproduktion wird durch externe Signale, beispielsweise durch ACTH (Adrenocorticotropes Hormon) aus der Adenohypo-physe (Vorderlappen der Hirnanhangdrüse) stimuliert, welches seinerseits durch das Corti-cotropin-releasing Hormon (CRH) reguliert wird. Produktion und Freisetzung von CRH und ACTH stehen ihrerseits wiederum unter negativer Rückkopplung bzw. Regulation von Cor-tisol. Anhaltend starke Stimulierung durch ACTH führt zu einer Hyperplasie (Vergrößerung) der Nebennierenrinde. CRH wird in etwa 10 Pulsen vor allem in der Nacht und am Mor-gen freigesetzt, die ACTH-Freisetzung folgt dem CRH-Rhythmus zeitversetzt und bewirkt einen steigenden ACTH-Spiegel am Morgen und einen langsam darauf folgenden Abfall. Steigt der ACTH-Spiegel im Blut, führt dies zur Aktivierung der Proteinkinase A (PKA). Durch die PKA-abhängige Phosphorylierung wird eine cytoplasmatische Cholesterinesterhydro-lase aktiviert und so freies Cholesterin bereitgestellt. Der entscheidende Schritt der Steroid-biosynthese ist der Import von Cholesterin in die Mitochondrien durch StAR (steroidogenic acute regulatory)-Protein, welches ebenfalls durch die PKA aktiviert wird. Durch die in der inneren Mitochondrienmembran lokalisierte Desmolase erfolgt die Bildung von Pregneno-lon. Pregnenolon wird aus dem Mitochondrium exportiert und steht dann für weitere Bio-syntheseschritte am glatten endoplasmatischen Reticulum und im Cytosol zur Verfügung. Die weiteren Reaktionen der Steroidbiosynthese unterscheiden sich abhängig vom zu syn-thetisierenden Steroid. Zunächst folgt die Umwandlung von Pregnenolon in Progesteron, welches als Zwischenstufe für die weitere Biosynthese von Corticosteroiden und Sexual-steroiden dient. In der Zona fasciculata wird Progesteron durch die 17α-Hydroxylase zu 17α-Hydroxyprogesteron umgewandelt, welches wiederum durch die 21-Steroidhydroxylase zu 11-Desoxycortisol umgewandelt wird. Dieses wird über die 11β-Steroidhydroxylase in das biologisch aktive Glucocorticoid Cortisol umgewandelt.

Die Regulation der Sexualsteroide erfolgt über das hypothalamisch sezernierte GnRH (go-nadotropin-releasing hormone), welches die Gonadotropinfreisetzung (Luteinesierendes Hormon LH und Follikelstiomulierendes Hormon FSH) aus der Adenohypophyse reguliert. Beim Mann wirkt LH primär auf die Leydig-Zellen des Hodens und stimuliert die Testos-teronsynthese. Testosteron vermittelt die negative Rückkopplung auf Hypothalamus und Hypophyse, wodurch die GnRH Ausschüttung gehemmt wird. Die Spermienproduktion wird durch die Sertoli-Zellen unterstützt, welche über FSH und Testosteron reguliert werden. In Abwesenheit von FSH oder des FSH-Rezeptors entwickeln sich bei sonst gesunden Män-nern keine Spermien. Außerdem vermittelt Testosteron während der embryonalen (vorge-burtlichen) Entwicklung die Ausbildung eines männlichen Phänotyps (Erscheinungsbild). Ein Ausbleiben der Testosteron-vermittelten Wirkung in der Embryonalphase führt folglich zur Ausbildung eines weiblichen Phänotyps. Testosteron leitet weiterhin bei Jungen den Eintritt

---

65   Löffler, G., & Petrides, P. E. 2014

in die Pubertät ein, vergrößert den Sexualtrieb und sorgt für die Ausbildung sekundärer Geschlechtsmerkmale wie die männliche Körperbehaarung und maskulinen Muskelaufbau. 17α-Hydroxyprogesteron wird in den Leydig-Zellen zu Androstendion umgewandelt, welches durch weitere Biosyntheseschritte in der Bildung von Testosteron mündet. Testosteron wird in verschiedenen peripheren Zielgeweben (z.B. in der Prostata) durch das Enzym 5α-Reduktase irreversibel in Dihydrotestosteron (DHT) umgewandelt. DHT bindet an den Androgenrezeptor stärker als Testosteron und vermittelt somit eine noch stärkere Wirkung. So ist DHT in vielen Organen das eigentlich wirksame Androgen. Das Gen für den Androgenrezeptor liegt auf dem X-Chromosom. Somit können für den Androgenrezeptor heterozygote (im Besitz eines gesunden und eines erkrankten Gens) Frauen, die zwei X-Chromosome besitzen, funktionsbeeinträchtigte Androgenrezeptor-Gene an Ihre Söhne, die nur ein X-Chromosom von der Mutter und ein Y-Chromosom vom Vater erhalten, vererben.

229. Beim angeborenen Adrenogenitalem Syndrom, liegt ein Funktionsverlust der 21-Steroidhydroxylase vor. Kann die von diesem Enzym katalysierte Reaktion nicht stattfinden, werden alternative Synthesewege vermehrt beschritten.

    Welches Symptom ist bei Patienten mit Adrenogenitalem Syndrom zu erwarten?
    (A) Der ACTH-Spiegel sinkt.
    (B) Später Eintritt von Jungen in die Pubertät.
    (C) Verkümmern der Nebennierenrinde.
    (D) Steigen des Cortisol-Spiegel.
    (E) Prämature (vorzeitige) Ausbildung von Körperbehaarung.

230. **Welche der folgenden Aussagen, lässt bzw. lassen sich aus dem Text ableiten?**
    I.   Durch 5α-Reduktase-Hemmer kann der Sexualtrieb bei Männern gedämpft werden.
    II. Bei angeborenem 5α-Reduktase-Mangel sind männliche Geschlechtsmerkmale nur schwach ausgeprägt.
    III. Männer mit angeborenem 5α-Reduktase-Mangel sind nicht in der Lage, Spermien zu produzieren.

    (A) Alle Aussagen treffen zu.
    (B) Nur Aussage I trifft zu.
    (C) Nur Aussage II trifft zu.
    (D) Nur die Aussagen I und II treffen zu.
    (E) Nur die Aussagen II und III treffen zu.

231. Kann die ACTH-Produktion durch negative Rückkopplung nicht mehr supprimiert (unterdrückt) werden, führt dies zum Cushing-Syndrom.

    Welche Aussage trifft demzufolge nicht zu?
    (A) Ein Cushing-Syndrom führt zu einer gesteigerten Aktivität der cytoplasmatischen Cholesterinesterhydrolase.
    (B) Bei Patienten mit Cushing-Syndrom sind erhöhte Cortisol-Spiegel im Blut festzustellen.
    (C) Eine dauerhafte Einnahme hoch dosierter Glucocorticoide führt klinisch zu ähnlichen Symptomen wie eine ungebremste ACTH-Produktion.
    (D) Bei Patienten mit Cushing-Syndrom ist der Transport von Cholesterin in die Mitochondrien gesteigert.
    (E) Bei einer Ultraschalluntersuchung eines Patienten mit Cushing-Syndrom, ist eine Verkleinerung der Nebennierenrinde festzustellen.

232. Welche Aussage lässt sich aus dem Text ableiten?

(A) Steigt der Testosteron-Spiegel, wird die Ausschüttung von ACTH gehemmt.

(B) Sinkt der Testosteron-Spiegel, steigt die CRH-Ausschüttung.

(C) Steigt die LH-Ausschüttung, sinkt der Testosteron-Spiegel.

(D) Steigt die GnRH-Ausschüttung, steigt der Testosteron-Spiegel.

(E) Sinkt die Cortisol-Ausschüttung, sinkt die ACTH-Ausschüttung.

233. Welche der folgenden Aussagen lässt bzw. lassen sich aus dem Text ableiten?

I. Bei einer Mutation des StAR-Proteins ist der Glucocorticoid-Spiegel im Blut gesenkt, die Androgen-Spiegel hingegen sind unauffällig.

II. Die Desmolase ist nur in Zellen der Nebennierenrinde zu finden.

III. Der Cortisol-Spiegel im Blut erreicht sein Maximum am späten Abend.

(A) Alle Aussagen treffen zu.

(B) Keine Aussage trifft zu.

(C) Nur die Aussagen I und II treffen zu.

(D) Nur die Aussagen I und III treffen zu.

(E) Nur Aussage III trifft zu.

234. Bei einem Patienten des Karyotyps 46, XY wird ein Fehlen des Androgen-Rezeptors festgestellt.

Welche Aussage(n) sind demzufolge richtig?

I. Der Gendefekt wurde vom Vater vererbt.

II. Trotz des männlichen Genotyps (46, XY) wird der Junge einen weiblichen Phänotyp haben (Pseudohermaphroditismus).

III. Der Patient kann durch Gabe von Testosteron therapiert werden.

(A) Alle Aussagen treffen zu.

(B) Keine Aussage trifft zu.

(C) Nur Aussage II trifft zu.

(D) Nur Aussage III trifft zu.

(E) Nur die Aussagen II und III treffen zu.

40. Das vegetative Nervensystem II[66]
Niveau: sehr schwer

Die Funktionen unseres Körpers werden durch das Nervensystem kontrolliert und gesteuert. Hierbei unterscheidet man einerseits das somatische Nervensystem, das für willkürliche Bewegungen und bewusste Sinneswahrnehmungen verantwortlich ist und andererseits das vegetative Nervensystem, das unwillkürliche Vorgänge unseres Körpers steuert. So kontrolliert und steuert das vegetative Nervensystem lebenswichtige Funktionen wie Herzschlag, Atmung, Verdauung und Stoffwechsel. Auch andere Organe oder Organsysteme werden vom vegetativen Nervensystem innerviert, so beispielsweise die Sexualorgane, endokrine Drüsen (Hormone), exokrine Drüsen (wie z. B. Schweißdrüsen), Blutgefäße oder die inneren Augenmuskeln (Pupillenreaktion). Man untergliedert das vegetative Nervensystem weiter in das sympathische, das parasympathische und das enterische Nervensystem. Das sympathische Nervensystem (Sympathikus) ist für alle Körperfunktion wichtig, die in Gefahrensituationen „fight or flight" aktiviert werden müssen, während das parasympathische Nervensystem (Parasympathikus) Körperfunktionen aktiviert, die im Ruhezustand „rest and digest" benötigt werden. Das enterische Nervensystem ist das Nervensystem des Magen-Darm-Trakts, das ein vollkommen selbstständiges Regelsystem darstellt, jedoch durch Signale vom Sympathikus und Parasympathikus beeinflusst wird.

Seine Wirkung entfaltet der Sympathikus über Noradrenalin aus den Nervenzellendigungen sowie Adrenalin aus dem Nebennierenmark, die an Adrenozeptoren der Zielorgane andocken. Die Adrenozeptoren sind in drei Familien unterteilt: α_1-Adrenozeptoren, α_2-Adrenozeptoren und β-Adrenozeptoren mit den Subtypen β_1 und β_2. Jede Adrenozeptor-Familie entfaltet am Organ eine spezifische Wirkung, wobei jedes Organ vorwiegend eine spezifische Adrenozeptor-Familie aufweist.

β_1-Adrenazeptoren am Herzen erhöhen dessen Schlagfrequenz und Kontraktionskraft und somit das Herzzeitvolumen und den Blutdruck. α_1-Adrenozeptoren in Arterien der Haut, der Verdauungsorgane und der Koronargefäße, die das Herz mit Blut versorgen, bewirken eine Konstriktion (Zusammenschnüren) der Gefäße und mindern somit den Blutfluss in diese Gebiete während β_2-Adrenozeptoren in den Gefäßen der Skelettmuskeln deren Erweiterung bewirken. β_2-Adrenozeptoren in der Bronchialmuskulatur der Lunge führen zu deren Erschlaffung und somit zur besseren Sauerstoffzufuhr. Am Auge führen α_1-Adrenozeptoren zur Weitstellung der Pupille. Eine Ausnahme bilden die Schweißdrüsen, die bei Sympathikuserregung Schweiß produzieren, allerdings Muskarinrezeptoren tragen und so weder durch Adrenalin oder Noradrenalin, sondern durch Acetylcholin aus den Nervenendigungen des Sympathikus stimuliert werden.

Acetylcholin ist der Botenstoff, der an parasympathischen Nervenendigungen produziert wird und über Muskarinrezeptoren das Gegenteil der Sympathikuswirkung an den Organen bewirkt. Am Auge wird durch den Parasympathikus zudem durch Kontraktion des Musculus ciliaris die Nahakkomodation, also die scharfe Sicht nahe gelegener Objekte, ermöglicht.

Ein weiterer wichtiger Botenstoff, der die Gefäßweite von Arterien und somit den Blutdruck beeinflusst, ist Stickstoffmonoxid (NO). Die Bildung von NO erfolgt im Endothel (die innere Auskleidung von Blutgefäßen) durch das Enzym endotheliale NO-Synthase (eNOS). Dieses Enzym bildet aus der Aminosäure L-Arginin unter Abspaltung von L-Citrullin NO. NO diffundiert von seinem Bildungsort in die glatten Muskelzellen der Gefäße und aktiviert dort

---

66   Behrends, J. C. 2012

die zytosolische Guanylatzyklase, führt also zur Bildung von cyclischem Guanosinmono-phosphat (cGMP). cGMP wiederum führt über eine weitere Signalkette zur Erweiterung der Gefäße. NO wird innerhalb von Sekunden durch Reaktion mit Sauerstoff und Wasser abge-baut, cGMP wird von Phosphodiesterasen inaktiviert. NO wird in den Arterien kontinuierlich, stimuliert durch die Reibung des Blutflusses, gebildet. Außerdem führt über die Stimulation des Parasympathikus die NO-Bildung im Penis zur Ausbildung einer Erektion. Eine Kombi-nation von Sildenafil mit einem Hemmer der α-Adrenozeptoren ist kontraindiziert (verboten), da es zu einer übermäßigen Weitstellung der arteriellen Gefäße kommen kann. Dabei gilt je stärker die Gefäße des Körpers im Schnitt erweitert werden, desto niedriger der Blutdruck.

235. Atropin, die Substanz, die für die Giftigkeit der Tollkirsche
     verantwortlich ist, ist ein sogenanntes Parasym-patholytikum.
     Das bedeutet, dass Atropin mit Acetylcholin um die Bindungsstellen
     am Muskarinrezeptor konkurriert und diesen folglich blockiert.

Welche Symptome sind bei einer Vergiftung mit Tollkirschen demnach am ehesten zu erwarten?

  I. Herzrasen
 II. Verminderte Schweißproduktion
III. Kontraktion des Musculus ciliaris

(A) Alle Aussagen treffen zu.
(B) Keine der Aussagen trifft zu.
(C) Nur die Aussagen I und II treffen zu.
(D) Nur die Aussagen I und III treffen zu.
(E) Nur die Aussagen II und III treffen zu.

236. Sildenafil ist ein Hemmer der Phosphodiesterase.

Welche der folgenden Aussagen trifft bzw. treffen zu?

  I. Sildenafil sollte von Patienten mit Bluthochdruck nicht eingenommen werden.
 II. Sildenafil wirkt gegen Erektionsstörungen.
III. Sildenafil kann in Kombination mit Hemmern von α-Adrenozeptoren zu
     gefährlich niedrigen Blutdruckwerten führen.

(A) Alle Aussagen treffen zu.
(B) Nur Aussage I trifft zu.
(C) Nur Aussage III trifft zu.
(D) Nur die Aussagen I und II treffen zu.
(E) Nur die Aussagen II und III treffen zu.

237. Beta-Blocker sind eine Medikamentenklasse, die Adrenozeptoren der β-Familie blockiert.

Welche Aussage zu Beta-Blockern lässt sich nicht aus dem Text ableiten?
(A) Beta-Blocker senken den Blutdruck.
(B) Menschen, die an akuter Herzinsuffizienz (Herzschwäche) leiden, sollten keine Beta-Blocker einnehmen.
(C) Menschen, die an chronischer Atemnot mit Sauerstoffmangel leiden, wird die Einnahme von Beta-Blockern nicht empfohlen.
(D) Herzrasen ist eine typische Nebenwirkung von Beta-Blockern.
(E) Die Wirkung von Beta-Blockern am Herzen lässt sich mit der Parasympathikuswirkung vergleichen.

238. Salbutamol ist ein β_2-Sympathomimetikum, das heißt es entfaltet eine ähnliche Wirkung wie der Sympathikus am β_2-Adrenozeptor.

Gegen welche Krankheit kann Salbutamol am effektivsten eingesetzt werden?
(A) Herzrasen
(B) Bluthochdruck
(C) Schweißausbrüche
(D) Erektionsstörungen
(E) Chronische Atemnot mit Sauerstoffmangel

239. Welche der folgenden Wirkstoffgruppen bewirken eine Blutdrucksenkung?
 I. Phosphodiesterase-Hemmer
 II. β_1-Adrenozeptor-Hemmer
 III. α_1- Adrenozeptor-Hemmer

(A) Alle Aussagen sind richtig.
(B) Alle Aussagen sind falsch.
(C) Nur Aussage II ist richtig.
(D) Nur Aussage III ist richtig.
(E) Nur die Aussagen II und III sind richtig.

240. Pilocarpin ist ein Parasympathomimetikum, das heißt es entfaltet eine ähnliche Wirkung wie der Parasympathikus an Muskarinrezeptoren.

Welche Aussage lässt sich demnach ableiten?
(A) Pilocarpin bewirkt eine Pupillenerweiterung.
(B) Pilocarpin kann zur Erschlaffung der Bronchialmuskulatur führen.
(C) Die Einnahme von Pilocarpin kann zu einer vermehrten Schweißsekretion führen.
(D) Pilocarpin kann Patienten mit akuter Herzschwäche verschrieben werden.
(E) Die Sehschärfe wird durch Einnahme von Pilocarpin nicht beeinflusst.

41. Menschliche Wachstumshormone[67] [68]

Niveau: sehr schwer

Der Hypothalamus (ein Abschnitt des Zwischenhirns) bildet Liberine (releasing factors RF) und Statine (release inhibiting factors RIF), die über Nervenendigungen in das Portalblut der Hypophyse (Hirnanhangdrüse) abgegeben werden. Die Gefäße bilden zwei hintereinander liegende Kapillarnetze, sodass in das erste Netz Liberine und Statine abgegeben werden, während das zweite Kapillarnetz den Hypophysenvorderlappen, in dem die Tropine (glandotropen Hormone) gebildet werden umspült. Liberine stimulieren, Statine hemmen die Ausschüttung der entsprechenden glandotropen Hormone. Die glandotropen Hormone werden schließlich ins Blut abgegeben und beeinflussen die entsprechenden Hormondrüsen in der Peripherie.

Somatotropin (growth hormone GH) ist ein glandotropes Hormon, welches das Körperwachstum von Knochen, Muskeln, Eingeweiden, Organen, anabole (aufbauende) bzw. regenerative Vorgänge sowie den Energiestoffwechsel stimuliert. Die Ausschüttung des Somatotropin wird durch Somatoliberin (growth hormone releasing hormone GHRH) gefördert und durch Somatostatin (growth hormone release inhibiting factor GHRIF) gehemmt. Die beiden Hormone GHRH und GHRIF werden im Hypothalamus synthetisiert und in das Portalblut der Hypophyse abgegeben.

Die meisten Wirkungen erzielt Somatotropin, indem es über Aktivierung des GH-Rezeptors der Leber die Bildung von IGF1 und IGF2 (insulin like growth factors) induziert. Somatotropin führt zur erhöhten Glucosefreisetzung aus dem Glucosespeicher der Leber und erhöhtem Fettstoffwechsel, indem Fettsäuren aus den Fettreserven freigesetzt werden. In der Muskulatur wird durch Somatotropin die Aufnahme von Fettsäuren stimuliert und die Glucoseverwertung gehemmt. Zusammengenommen dominieren die anabolen Effekte, sodass die direkten GH-Effekte zu einem verbesserten Verhältnis von Muskel- zu Fettmasse und zu erhöhter körperlicher Leistungsfähigkeit führen. Die Ausschüttung von Wachstumshormonen unterliegt einem rückgekoppelten Regelkreis. IGF wirkt auf Hypothalamus und Hypophyse und hemmt die GHRH- und GH-Ausschüttung, während die Ausschüttung von GHRIF gefördert wird. Außerdem wird der Regelkreis von Ghrelin, einem appetitanregenden Hormon, das in der Magenschleimhaut und in der Bauchspeicheldrüse produziert wird beeinflusst, indem Ghrelin direkt die Ausschüttung von GH fördert.

Das Hormon Prolaktin wird ebenso wie das GH in der Hypophyse hergestellt und ist GH auch strukturell sehr ähnlich. Prolaktin hat eine besondere Bedeutung während der Schwangerschaft und Stillzeit. Hier hat Prolaktin eine direkte Wirkung auf Wachstum und Ausbildung der Brustdrüsen, es stimuliert die Milchproduktion und trägt zur Unterdrückung des Eisprungs während der Stillzeit bei. Allerdings sind auch beim Mann deutliche Prolaktin-Konzentrationen im Blut nachweisbar. In der Hypophyse werden Synthese und Sekretion von Prolaktin hauptsächlich durch Dopamin aus dem Hypothalamus gehemmt. Prolaktin ist das einzige Hormon der Hypophyse, das unter tonischer (dauerhafter) Inhibition steht.

Voraussetzung für das Längenwachstum der Körpers sind die Epiphysenfugen, also knorpelige Platten zwischen dem Schaft und dem Endstück langer Knochen. Sobald dieser Knorpel, im jungen Erwachsenenalter, komplett verknöchert (Epiphysenfugenschluss), ist kein Längenwachstum mehr möglich. Die Hormone GHRH, GHRIF und GH sind kurzlebige

---

67   Schmidt, R. F., Lang, F., & Heckmann, M. 2011
68   Löffler, G., & Petrides, P. E. 2014

Peptidhormone, die bei Kontakt mit Magensäure zerfallen. Durch biotechnologische Methoden konnten Medikamente entwickelt werden, die in Ihrer Struktur den Wachstumshormonen ähneln und die Wirkungen der Wachstumshormone imitieren oder blockieren. Die synthetischen Somatostatin-Analoga Octreotid und Lanreotid wirken als Somatostatin-Rezeptor-Agonisten, das heißt, dass sie den Somatostatin-Rezeptor aktivieren. Im Vergleich zu der mit wenigen Minuten relativ kurzen Halbwertszeit von Somatostatin ist die Halbwertszeit von Octreotid und Lanreotid deutlich länger (120 bzw. 90 Minuten). GH kann heute gentechnisch hergestellt werden. Durch gentechnische Veränderungen der beiden Rezeptorbindungsstellen des Wachstumshormonmoleküls ist es gelungen, den Wachstumshormon-Rezeptor-Antagonisten (also den Inhibitor des Wachstumshormon-Rezeptors) Pegvisomant zu synthetisieren. Die Plasmahalbwertszeit (HWZ) von Pegvisomant beträgt 3–7 Tage und ist damit um ein Vielfaches länger als die HWZ des Wachstumshormons.

241. Akromegalie ist eine endokrinologische Erkrankung, die durch eine Überproduktion des Wachstumshormons Somatotropin (STH) im Hypophysenvorderlappen (HVL) nach dem Epiphysenfugenschluss gekennzeichnet ist.

   Welche Aussagen zur Akromegalie treffen zu?
   I. Erstes Symptom der Akromegalie ist der Riesenwuchs.
   II. Bei Patienten, die an Akromegalie leiden, kann eine Vergrößerung der inneren Organe festgestellt werden.
   III. Patienten, die an Akromegalie leiden, können mittels gentechnisch hergestelltem GH behandelt werden.

   (A) Alle Aussagen treffen zu.
   (B) Nur die Aussagen I und II treffen zu.
   (C) Nur die Aussagen I und III treffen zu.
   (D) Nur Aussage II trifft zu.
   (E) Nur Aussage III trifft zu.

242. **Welcher der folgenden Befunde kann keine Ursache für Minderwuchs darstellen?**
   (A) Schädigung der Hypophyse
   (B) Mangelnde IGF1-Ausschüttung
   (C) Leberinsuffizienz
   (D) Mangelnde Somatotropin-Ausschüttung
   (E) Mangelnde Somatostatin-Ausschüttung

243. **Welche Aussage ist dem Text zufolge zutreffend?**
   (A) IGF1 hemmt die Somatostatin-Ausschüttung.
   (B) Ghrelin fördert die GHRH-Ausschüttung.
   (C) GH hemmt die GHRIF-Ausschüttung.
   (D) IGF1 hemmt die GHRH-Ausschüttung.
   (E) Somatostatin hemmt die GHRH-Ausschüttung.

244. Welche der folgenden Aussagen lässt bzw. lassen sich aus dem Text ableiten?

   I. Lanreotid führt zu einer Senkung der GHRH-Werte.

   II. Die Verabreichung von Pegvisomant würde bei einem gesunden Menschen die gleichen Symptome wie die Akromegalie verursachen.

   III. Eine Leberfunktionsstörung im Kindesalter kann zu vermindertem Körperwachstum führen.

   (A) Alle Aussagen treffen zu.
   (B) Nur die Aussagen I und III treffen zu.
   (C) Nur Aussage I trifft zu.
   (D) Nur Aussage III trifft zu.
   (E) Keine Aussage trifft zu.

245. Welche der folgenden Aussagen lässt bzw. lassen sich aus dem Text ableiten?

   I. Dopamin-Antagonisten wie das Antipsychotikum Amisulprid können zu vermehrtem Milchfluss führen.

   II. Eine Zerstörung des Hypothalamus würde zu einem Anstieg des Prolaktin-Spiegels im Blut führen.

   III. Ein Eisprung ist bei Frauen während der Stillzeit sehr unwahrscheinlich.

   (A) Alle Aussagen treffen zu.
   (B) Nur die Aussagen I und II treffen zu.
   (C) Nur die Aussagen I und III treffen zu.
   (D) Nur die Aussagen II und III treffen zu.
   (E) Nur Aussage II trifft zu.

246. Welcher Befund ist bei einer Unterfunktion des Hypothalamus am ehesten zu erwarten?

   (A) Anstieg des GHRH-Spiegels im Blut
   (B) Abfall des IGF-Spiegels im Blut
   (C) Abfall des Prolaktin-Spiegels im Blut
   (D) Anstieg freier Fettsäuren im Blut
   (E) Vorzeitiger Schluss der Epiphysenfugen

42. Methämoglobin und Atemregulation[69] [70] [71] [72] [73]

Niveau: sehr schwer

Methämoglobin (Met-Hb) ist ein Derivat des Hämoglobins (Hb). Es entsteht, wenn zweiwertiges Eisen (Fe^{2+}) im Hämoglobin (Hb) zu dreiwertigem Eisen (Fe^{3+}) oxidiert wird. Das so entstandene Met-Hb kann keinen Sauerstoff binden und hindert zusätzlich die umgebenden Hämoglobinmoleküle daran den gebundenen Sauerstoff im Gewebe abzugeben. Diese Oxidation läuft in den Erythrozyten (roten Blutzellen) unter physiologischen Bedingungen durch Anlagerung eines zusätzlichen Sauerstoffmoleküls regelhaft ab. Man spricht hierbei von einer Autooxidation. Dies bleibt jedoch ohne Folgen für den Organismus, da das Enzym Methämoglobin-Reduktase das Met-Hb reduziert und somit wieder zu Hämoglobin umwandelt. Aufgrund dieses Mechanismus liegt der Methämoglobinanteil (Im Vgl. mit dem Gesamt-Hb) im Blut eines Menschen unter physiologischen Bedingungen unter 1,5%. Bei Vergiftungen kann dieser Wert jedoch schnell überschritten werden, da die Kapazität der Met-Hb-Reduktase begrenzt ist. Methämoglobin wird unter anderem bei Rauchvergiftungen oder durch Intoxikation mit Oxidationsmittel wie Nitriten bzw. durch eine Reihe von Arzneimitteln, wie beispielsweise Dapsone oder Sulfonamide, gebildet. Ein erhöhtes Vergiftungsrisiko durch Methämoglobinbildnern besteht vor allem bei Neugeborenen und Säuglingen, da innerhalb der ersten 6 Lebensmonate die Aktivität der Met-Hb-Reduktase noch nicht voll ausgeprägt ist. Ab einem Met-Hb-Anteil von 15% ist eine Zyanose (Blaufärbung der Lippen) zu beobachten. Bei einem Anteil >30% zeigen sich erste Symptome von Sauerstoffmangel im Gehirn (Verwirrtheit, Übelkeit, Bewusstseinstrübung). Werte zwischen 60 und 80% sind mit dem Leben nicht vereinbar. Zu beachten ist, dass die pulsoxymetrisch gemessene Sauerstoffsättigung bei einer Vergiftung mit einem Met-Hb-Bildner falsch-hohe Werte anzeigt und Werte von 85% nicht unterschreitet. Dieses Verfahren ist zum Monitoring daher nicht geeignet. Die Therapie einer Met-Hb-Bildner-Vergiftung erfolgt durch die intravenöse Verabreichung von Methylenblau bzw. Toluidinblau. Ein ebenfalls hoch toxisches Gift für die Atmungskette sind Cyanide wie die Blausäure (HCN). HCN kann entweder in Gasform über die Lunge (cyanidhaltiger Brandrauch), in flüssiger Form aber auch als Alkalisalz (Kaliumcyanid) im den Organismus gelangen. Der Mechanismus der HCN-Vergiftung beruht auf der Hemmung des Enzyms Cytochrom-c-Oxidase der menschlichen Atmungskette. Hierdurch wird die Sauerstoffverwertung in der Zelle verhindert, wodurch das periphere venöse Blut weiterhin mit Sauerstoff gesättigt ist und in der Folge eine hellrote Färbung der Haut verursacht, welche ein typisches Anzeichen einer Vergiftung mit Cyaniden ist. Einer Cyanidvergiftung kann der Organismus über das Enzym Rhodanase entgegenwirken, das Schwefel an das Cyanid bindet und es damit zu Rhodanid deaktiviert. Dieser Entgiftungsprozess ist jedoch limitiert weshalb die Aufnahme großer Mengen an Cyanid binnen kurzer Zeit tödlich ist.

Unabhängig von den oben beschriebenen Mechanismen erfolgt die Regulation der Atmung jedoch über chemische Reize, die von Chemosensoren in den arteriellen Blutgefäßen Aorta und Carotis (periphere Sensoren) und im Liquor des zentralen Nervensystems (zentrale Sensoren) gemessen werden. Die entscheidenden Parameter zur Atemregulation sind die Partialdrücke von O_2 und CO_2 (pCO_2) sowie der pH-Wert im Blut (periphere Sensoren) und im Liquor (zentrale Sensoren). Die peripheren Chemosensoren reagieren vor allem auf Veränderung des Sauerstoffpartialdrucks (pO_2) im arteriellen Blut. Kommt es zu einem Absinken

---

[69] Silbernagl, S., & Despopoulos, A. 2007
[70] Rassow, J. et al. 2006
[71] Vgl. Wikipedia - Hämoglobin 2016
[72] Vgl. Wikipedia - Methämoglobin 2016
[73] Vgl. Wikipedia - Cyanide 2016

des arteriellen (peripheren) pO_2 so wird im Atemzentrum die Atmung verstärkt, sodass der pO_2 in der Folge wieder ansteigt. Ebenfalls erregend auf das Atemzentrum wirkt ein peripher gemessener Anstieg des pCO_2 oder ein Abfall des pH-Wertes. Den stärksten erregenden Einfluss auf die Atemregulation hat jedoch ein zentral im Liquor gemessener Anstieg des pCO_2 oder Abfall des pH-Wertes mit der Folge dass der pCO_2 durch vermehrte Abatmung wieder sinkt, wodurch im weiteren Verlauf auch der pH-Wert wieder steigt (da CO_2 eine Säure ist, sinkt der pH-Wert bei zunehmendem pCO_2 und steigt bei abnehmendem pCO_2). Kommt es hingegen zu einer chronischen Erhöhung des pCO_2, sinkt der zuvor zentral erhöhte Atemantrieb ab und der periphere pO_2 wird zum einzigen verbliebenen Atemantrieb. Wird beispielsweise ein Patient mit chronisch erhöhtem pCO_2 mit Sauerstoff beatmet, so kann es passieren, dass durch den steigenden pO_2 auch der periphere Atemantrieb ausfällt und der Patient in der Folge einen Atemstillstand erleidet. Kommt es hingegen in Folge einer vermehrten Ventilation zu einem Verlust von CO_2 spricht man von einer respiratorischen Alkalose. Bei einer verminderten Atmung kommt es in der Folge analog zur Ausbildung einer respiratorischen (atmungsbedingten) Azidose.

247. Welche der folgenden Aussagen lässt bzw. lassen sich aus dem Text ableiten?
   I.   Die Met-Hb-Reduktase katalysiert die Oxidation von Met-Hb zu Hb.
   II.   Die periphere Sauerstoffsättigung ist bei einer Cyanidvergiftung erniedrigt.
   III.   Cyanidvergiftungen können durch Gabe von Toluidinblau behandelt werden.

(A) Keine Aussage trifft zu.
(B) Nur Aussage II trifft zu.
(C) Nur die Aussagen I und II treffen zu.
(D) Nur die Aussagen I und III treffen zu.
(E) Alle Aussagen treffen zu.

248. Welcher der folgenden Befunde führt am ehesten zu einer Steigerung des Atemantriebs?
(A) Erniedrigter pCO_2
(B) Erniedrigter pH-Wert
(C) Erhöhter pO_2
(D) Vergiftung mit Cyanid
(E) Met-Hb-Wert < 1,5%

249. Bei einer Hyperventilation (gesteigerte Atmung) ist welcher der folgenden Befund nicht zu erwarten?
(A) Erniedrigter pCO_2
(B) Respiratorische Alkalose
(C) Der Atemantrieb nimmt ab
(D) Abfall des pH-Wertes
(E) Anstieg des pO_2

250. **Welche der folgenden Aussagen lässt bzw. lassen sich aus dem Text ableiten?**

I.   Dapsone können zur Therapie einer Met-Hb-Bildner-Vergiftung eingesetzt werden.

II. Ein Defekt der Met-Hb-Reduktase ist nur bei einer Vergiftung mit einem Met-Hb-Bildner lebensbedrohlich.

III. Die Pulsoxymetrie ist vor allem bei hohen Met-Hb-Werten ein guter Verlaufsparameter.

(A) Keine Aussage trifft zu.

(B) Nur Aussage II trifft zu.

(C) Nur die Aussagen I und II treffen zu.

(D) Nur die Aussagen I und III treffen zu.

(E) Alle Aussagen treffen zu.

251. **Welche der folgenden Aussagen lässt sich aus dem Text ableiten?**

(A) Cyanid ist in jeder Dosis tödlich.

(B) Der Organismus kann Cyanid nicht abbauen.

(C) Die periphere O_2-Sättigung sinkt durch Hemmung der Cytochrom-c-Oxidase.

(D) Rhodanase entsteht durch Bindung von Schwefel an Cyanid.

(E) Eine Steigerung der Aktivität der Rhodanase kann bei der Behandlung einer Cyanid-Vergiftung helfen.

252. **Welcher der folgenden Befunde ist als Folge einer respiratorischen Alkalose nicht zu erwarten?**

(A) Erhöhter pH-Wert

(B) Erniedrigter pCO_2

(C) Erhöhter Atemantrieb

(D) Hypoventilation (verminderte Atmung)

(E) Verluste an CO_2

43. Gehirn[74] [75]

Niveau: sehr schwer

Das menschliche Gehirn kann in mehrere Untereinheiten eingeteilt werden. Der Hirnstamm (Truncus encephali) besteht aus dem verlängerten Mark (Medulla oblongata), dem Brückenhirn (Pons) und dem Mittelhirn (Mesencephalon). Die Medulla oblongata spielt eine große Rolle bei der Regulation von Atmung und Puls, während das Brückenhirn vor allem Impulse vom Großhirn an das Kleinhirn sendet. Im Mesencephalon werden motorische, visuelle (Sehen) und auditive (Hören) Bahnen verschaltet. Dem Hirnstamm dorsal (hinten) benachbart ist das Kleinhirn (Cerebellum), welches eine wichtige Funktion beim Erlernen und Planen von Bewegungsabläufen, dem Gleichgewicht und der Kraftregulation erfüllt. Beiden aufgelagert befindet sich das Zwischenhirn (Diencephalon), bestehend aus dem Thalamus, Epithalamus und Hypothalamus. Im Thalamus, auch genannt das „Tor zum Bewusstsein", werden alle eintreffenden Informationen verarbeitet und an das Großhirn weitergeleitet. Im Epithalamus wird vor allem die innere Uhr (zirkadiane Rhythmik) gesteuert, während der Hypothalamus an der vegetativen Regulation, beispielsweise die Regulation der Körpertemperatur und des Blutdrucks, beteiligt ist.

Das Großhirn (Telencephalon) besteht letztendlich aus zwei Hälften (Hemisphären), die identisch aufgebaut sind und sich in je vier Lappen gliedern lassen: Frontal-, Parietal-, Okzipital- und Temporallappen. Der Frontallappen gilt als Sitz der Persönlichkeit, er steuert zudem motorische Funktionen. Der Parietallappen dient vor allem der Berechnung, Ausführung und Kontrolle von Bewegungen sowie räumlichem Denken, Rechnen und Lesen. Der Okzipitallappen dient als Sehzentrum. Der Temporallappen dient dem Hören, Erkennen und Sprechen.

Unterschiedliche Fasersysteme sorgen für die komplexe Vernetzung all dieser Untereinheiten im Gehirn. Als Assoziationsfasern werden diejenigen bezeichnet, die unterschiedliche Gebiete innerhalb einer Hemisphäre verbinden. Der Fasciculus arcuatus verbindet beispielsweise das Zentrum für Sprachverständnis (Wernicke-Areal) mit dem Zentrum für Sprachproduktion (Broca-Areal). Kommissurenfasern verbinden hingegen beide Gehirnhälften miteinander, wodurch beispielsweise die Seheindrücke beider Augen in die jeweils andere Hemisphäre gelangen und zu einem gemeinsamen Bild integriert werden können. Projektionsfasern verbinden das Großhirn mit anderen Strukturen des zentralen Nervensystems.

Die große Mehrheit der Nerven im zentralen Nervensystem kreuzen, das heißt die Bewegung des linken Armes wird von der kontralateralen rechten Gehirnhälfte gesteuert usw. Für einige Nerven gibt es Ausnahmen, so kreuzt zum Beispiel nur das äußere Gesichtsfeld jedes Auges, während das innere, also zur Nase gerichtete, Gesichtsfeld von der gleichen (ipsilateralen) Gehirnhälfte verarbeitet wird.

Bei Patienten, die unter einer Epilepsie leiden, kommt es zu einer fehlerhaften Übererregung von Gehirnarealen. Die Übererregung kann sich von einer Gehirnhälfte auf die andere ausbreiten und so zum Bewusstseinsverlust und zu schweren Stürzen führen. Um diese sogenannte Generalisierung zu verhindern wurde früher eine Operation durchgeführt, in der die Hemisphären getrennt wurden, indem der sog. Balken (Corpus Callosum) durchtrennt wurde (Callosotomie). Anhand später durchgeführten Studien an diesen sog. Split-Brain-Patienten konnte herausgefunden werden, dass die Hemisphären entgegen bisheriger Annahmen weder anatomisch noch funktionell identisch waren, sondern klare Dominanzen aufwiesen.

---

74 Garzorz, N. 2009
75 Spektrum.de 2016

253. Welche der folgenden Aussagen lässt bzw. lassen sich aus dem Text ableiten?

(A) Das Corpus Callosum befindet sich im Diencephalon.
(B) Der Epithalamus befindet sich im Truncus encephali.
(C) Die Medulla oblongata liegt über dem Telencephalon.
(D) Der Hypothalamus liegt im Cerebellum.
(E) Der Pons liegt vor dem Kleinhirn.

254. Welche Aussage/n trifft/treffen zu?

I. Ein Patient mit einem gestörten Gleichgewicht kann eine Läsion im Kleinhirn haben.
II. Ein Patient mit Fieber zeigt eine erhöhte Aktivität im Epithalamus.
III. Ein Patient mit Sehstörungen kann neben dem Auge auch Dysfunktionen (Fehlfunktionen) im Mesencephalon oder Okzipitallappen haben.
IV. Bei einer Störung der Atmung liegt die Ursache am ehesten im Telencephalon.

(A) Nur Antwort I ist richtig.
(B) Nur Antwort II ist richtig.
(C) Antwort I und III sind richtig.
(D) Antwort III und IV sind richtig.
(E) Antwort II und III sind richtig.

255. Welche Aussage lässt sich nicht ableiten?

(A) Bei einer Lähmung des rechten Armes liegt am ehesten eine Läsion in der linken Hemisphäre vor.
(B) Bei einer Schädigung des linken Okzipitallappens kommt es auf dem linken Auge zu Ausfällen des inneren Gesichtsfeldes und auf dem rechten Auge zu Ausfällen des äußeren Gesichtsfeldes.
(C) Bei einer Schädigung des Temporallappens kann es zu einer Beeinträchtigung der Sprache kommen.
(D) Die Motorik, beispielsweise die willkürliche Bewegung der Extremitäten, wird im Regelfall von der ipsilateralen Hemisphäre kontrolliert.
(E) Eine Läsion in der linken Hemisphäre kann sowohl Symptome der rechten, als auch der linken Körperhälfte verursachen.

256. Beim Corpus callosum muss es sich dem Text zu Folge um ...

(A) Projektionsfasern handeln.
(B) Kommissurenfasern handeln.
(C) Assoziationsfasern handeln.
(D) keine der genannten Fasern handeln.
(E) alle der genannten Fasern handeln.

257. Welche Aussage lässt sich aus dem Text nicht zu Split-Brain-Patienten ableiten?

(A) Bei ihnen gelangen Sehinformationen aus dem inneren Gesichtsfeld des linken Auges weiterhin in die linke Hemisphäre.

(B) Bei ihnen gelangen Sehinformationen aus dem inneren Gesichtsfeld des rechten Auges weiterhin in die ipsilaterale Hemisphäre.

(C) Bei ihnen gelangen Sehinformationen aus dem äußeren Gesichtsfeld des linken Auges weiterhin in die linke Hemisphäre.

(D) Bei ihnen gelangen Sehinformationen aus dem äußeren Gesichtsfeld des rechten Auges nicht mehr in die rechte Hemisphäre.

(E) Bei ihnen gelangen Sehinformationen nicht mehr aus einer Hemisphäre in die andere.

258. Einem Split-Brain-Patient wird ein Gegenstand nur vor dem inneren Gesichtsfeld des linken Auges gezeigt. Er kann ihn korrekt benennen. Anschließend wird ihm ein Gegenstand nur vor dem inneren Gesichtsfeld des rechten Auges gezeigt. Er kann zwar noch auf einen gleichen Gegenstand deuten, ihn jedoch nicht mehr sprachlich benennen.

Welche Aussage/n lässt/lassen sich anhand des Textes hierzu ableiten?

I. Das Broca-Areal liegt in der linken Hemisphäre.

II. Das Broca-Areal liegt in der rechten Hemisphäre.

III. Das Sehzentrum liegt ausschließlich in der linken Hemisphäre.

IV. Das Sehzentrum liegt ausschließlich in der rechten Hemisphäre.

(A) Nur Antwort I ist richtig.

(B) Nur Antwort II ist richtig.

(C) Antwort I und III sind richtig.

(D) Antwort II und IV sind richtig.

(E) Keine der genannten Antworten ist richtig.

44. Fettstoffwechsel[76] [77]

Niveau: sehr schwer

Gefäßverkalkung (Arteriosklerose) ist ein wichtiger Risikofaktor für schwere Herz-Kreislauf-erkrankungen. Arteriosklerose entsteht vor allem durch Ablagerung von Blutfetten an den Gefäßwänden. Die beiden wichtigsten Blutfette im Fettstoffwechsel des Körpers nennen sich Cholesterin und Triglyzeride. Sowohl als Strukturmolekül bzw. Ausgangsstoff in der Bildung von Steroidhormonen (Geschlechtshormone, Nebennierenhormone) und Gallensäuren als auch als Energieträger sind sie unverzichtbar. Sie werden teilweise über die Nahrung aufgenommen, teilweise aber auch vom Körper selbst synthetisiert (hergestellt). Beide Stoffe sind wasserunlöslich und sind deswegen auf makromolekulare Verbindungen angewiesen, um im Blut transportiert werden zu können. In solch einer Verbindung schließen sie sich mit Phospholipiden und Eiweißkörpern zusammen und werden als Lipoproteine bezeichnet. Da diese Lipoproteine nach der Zentrifugation im Labor bestimmte Dichteunterschiede aufweisen, kann man sie anhand dieser in verschiedene Fraktionen einteilen: Chylomikronen, very low density lipoproteins (VLDL), low density lipoproteins (LDL) und high density lipoproteins (HDL).

Die verschiedenen Lipoproteine erfüllen unterschiedliche Funktionen. Chylomikronen und VLDL versorgen Fett- und Muskelzellen mit Triglyzeriden. Chylomikronen sind ein Komplex aus Nahrungsfetten Phospholipiden, freiem Cholesterin und sogenannten Apolipoproteinen und werden über die Lymphgefäße in die Blutbahn abgegeben, wo die enthaltenen Triglyzeride von dem Enzym Lipoproteinlipase hydrolisiert (Hydrolisierung = Anhängen eines Wassermoleküls) werden können, um von Fettzellen zur Speicherung und von Muskelzellen zum Energiestoffwechsel (ß-Oxidation) aufgenommen zu werden. VLDL wiederum sind unter anderem ein Komplex aus den endogenen (körpereigenen) Lipiden und bestimmten Apolipoproteinen wie ApoC, ApoE, ApoB-100 und versorgen Fett- und Muskelzellen über den gleichen Stoffwechselweg.

Die LDL- Fraktion entsteht als „Rest" aus VLDL, wenn die VLDL ihren Triglyzeridanteil in der Peripherie abgegeben haben, und besteht quasi nur noch aus Cholesterin mit Fettsäuren (Cholesterinestern) und ApoB-100. Sie versorgt nahezu alle Körperzellen mit Cholesterin und spielt somit eine entscheidende Rolle in der Atherogenese (der Entwicklung von Arteriosklerose). HDL, bestehend aus Phospholipiden und den Apolipoproteinen ApoA und ApoC, werden von der Leber und von Zellen des Dünndarms abgegeben und bewerkstelligen mit Hilfe der enthaltenen Partikel einen umgekehrten Cholesterintransport, indem sie das überschüssige Cholesterin aus der Blutzirkulation zur Leber transportieren, von wo aus es über die Galle ausgeschieden werden kann. Der HDL-Gruppe kommt im Gegensatz zum LDL eine gefäßschützende (protektive) Bedeutung zu. Der Proteinanteil der Lipoproteine, der als Apolipoprotein bezeichnet wird, spielt eine wichtige Rolle in der Synthese und im Abbau von Lipoproteinen, da er unter anderem als Enzymaktivator wirkt und für die Aufnahme der Fraktionen in die Zellen über spezifische Rezeptoren verantwortlich ist. Bei einem Defekt bestimmter Apolipoproteine kommt es zum Überschuss des betreffenden Lipoproteines im Blut.

Liegt bei einem Patienten eine Fettstoffwechselstörung vor, so spricht man von Dyslipoproteinämie. Relevant sind hierbei einerseits die Konzentrationen der Blutfette, andererseits auch die Verteilung auf die einzelnen Lipoproteinfraktionen. So besteht zum Beispiel

---

76   Renz-Polster, H., Krautzig, S. 2012
77   DocCheck Flexicon - Apolipoprotein 2016

bei normalem Gesamtcholesterin aber erniedrigter HDL-Fraktion bereits ein erhöhtes Risiko für Arteriosklerose. Da die Konzentrationen von äußeren Faktoren abhängig und beeinflussbar sind, muss stets das Gesamtbild betrachtet werden. Beeinflussen lassen sich die Konzentrationen zum Beispiel durch genetische Veranlagung (60–70% des Gesamtcholesterinspiegels sind genetisch festgelegt), Ernährung, Bewegung (fördert den Anstieg der Lipoproteinlipase), Alter (altersbedingter Cholesterinanstieg im jungen Erwachsenenalter) und Geschlecht (Männer haben sowohl einen schnelleren Cholesterinanstieg im Alter als auch eine wahrscheinlich durch den Lebensstil bedingte niedrigere HDL-Fraktion).

259. Welche Aussage lässt sich aus dem Text am ehesten nicht ableiten?

(A) Cholesterin und Triglyzeride werden teilweise über die Nahrung aufgenommen.

(B) Die LDL-Fraktion versorgt zusammen mit den Chylomikronen die Fett- und Muskelzellen mit Triglyzeriden und Cholesterin.

(C) Männer haben ein erhöhtes Risiko für Arteriosklerose.

(D) VLDL sind eine Vorstufe von LDL.

(E) Die menschliche Leber ist in der Lage, eigene Lipoproteine herzustellen.

260. Welche Aussage lässt sich aus dem Text am ehesten nicht ableiten?

(A) Apolipoproteine sind wichtige Enzyme für Synthese und Abbau von Lipoproteinen.

(B) Als Lipoprotein bezeichnet man eine makromolekulare Verbindung, die zum Beispiel Cholesterin im Blut transportieren kann.

(C) Triglyzeride stellen für unseren Körper einen wichtigen Energieträger dar.

(D) Bei einem LDL-Überschuss ist das Risiko von Arteriosklerose erhöht.

(E) Die Lipoproteinlipase ist ein Enzym, welches unter anderem Triglyzeride für die Fettzellen bereitstellt.

261. Welche Aussage lässt sich aus dem Text am ehesten ableiten?

(A) Die Einteilung der verschiedenen Lipoproteine erfolgt nach ihrer Herkunft.

(B) Frauen haben von Geburt an eine höhere HDL-Fraktion als Männer.

(C) Die HDL-Fraktion besteht aus Phospholipiden, freiem Cholesterin und den Apolipoproteinen ApoA und ApoC.

(D) Unser Körper kann überschüssiges Cholesterin nicht ausscheiden, daher muss die Cholesterinzufuhr über die Nahrung begrenzt werden.

(E) Ein Apolipoproteinmangel kann die Synthese von Lipoproteinen beeinflussen.

262. Welche Aussage lässt sich aus dem Text am ehesten ableiten?

(A) Die genetische Veranlagung spielt aufgrund zahlreicher weiterer beeinflussender Faktoren nur eine untergeordnete Rolle bei der Regulation der Blutfette.

(B) Bewegung beeinflusst die Konzentration der Blutfette, da der Abbau der Lipoproteinlipase gesteigert wird.

(C) Apolipoproteine sind ausschließlich für die Synthese von Lipoproteinen zuständig.

(D) Durch Hydrolisierung können die Nahrungsfette von den Körperzellen aufgenommen werden.

(E) Die HDL-Fraktion wird von der Leber und von Zellen des Dickdarms sezerniert.

263. Bei einem Patienten wird ein ApoB-100-Defekt festgestellt.

Welche Auswirkung(en) ist/sind ggf. zu erwarten?

I. Dysfunktion der VLDL-Fraktion
II. Dysfunktion der LDL-Fraktion
III. Dysfunktion der HDL-Fraktion

(A) Antworten I und II sind richtig.
(B) Nur Antwort II ist richtig.
(C) Nur Antwort III ist richtig.
(D) Nur Antwort I ist richtig.
(E) Keine Antwort ist richtig.

264. Welche der folgenden Konstellationen ist/sind am ehesten als protektiv für das Gefäßsystem einzustufen?

I. Cholesterin erhöht – Triglyzeride erhöht – LDL erhöht – VLDL normal
II. Cholesterin normal – Triglyzeride erhöht – LDL normal – VLDL erhöht
III. Cholesterin normal – Triglyzeride normal – HDL erhöht – LDL erniedrigt
IV. Cholesterin erhöht – Triglyzeride normal – LDL normal – HDL erniedrigt
V. Cholesterin erniedrigt – Triglyzeride normal – HDL normal – LDL normal

(A) Nur Antwort I ist richtig.
(B) Nur Antwort III ist richtig.
(C) Antworten I und III sind richtig
(D) Antworten IV und V sind richtig.
(E) Antworten III und V sind richtig.

45. Eisenstoffwechsel[78] [79] [80]

Niveau: sehr schwer

Das Spurenelement Eisen ist für die Herstellung des roten Blutfarbstoffes (Hämoglobinsynthese) und somit auch für den Sauerstofftransport in unserem Körper essentiell. 10–20 mg beträgt der normale tägliche Eisengehalt der Nahrung (zum Beispiel in Gemüse, Fleisch), davon werden jedoch nur circa 10% aufgenommen. In etwa 1 mg Eisen geht täglich durch Zellverluste der Haut, des Darmes oder der Harnwege verloren, bei menstruierenden Frauen zusätzlich circa 21 mg pro Monat durch die Regelblutung, weswegen ein leichter Eisenmangel vor allem bei Frauen häufig ist.

Eisen kann an Funktionsproteine wie zum Beispiel Hämoglobin (70%) und Myoglobin (10%) gebunden werden, um seine Rolle im Sauerstofftransport im Blut zu erfüllen. 80% des Gesamteisens wird für diese wichtige Funktion benötigt. Die übrigen 20% des Gesamteisens werden gespeichert, und zwar zu jeweils ⅓ in der Leber, im Knochenmark und in einem Teil des Immunsystems, dem Monozyten-Makrophagen-System. Dafür wird es an die Proteine Ferritin und Hämosiderin gebunden. Ferritin ist wasserlöslich und hat einen Eisenanteil von 20% in seiner dreiwertigen Form (Fe^{3+}). Wenn eine erniedrigte Ferritinkonzentration vorliegt, deutet dies auf einen Eisenmangel hin, da die Serumkonzentration mit dem Eisenvorrat des Körpers korreliert. Eine erhöhte Ferritinkonzentration muss jedoch nicht unbedingt einen Eisenüberschuss bedeuten, sondern kann auch für eine schwere Entzündung oder eine Tumorerkrankung stehen, da Ferritin weitere Funktionen im Körper erfüllt. Das zweite Eisenspeicherprotein, Hämosiderin, ist im Blut nicht messbar und wasserunlöslich. Es dient der Entsorgung überschüssigen Eisens, da es das Eisen nach der Speicherung nur langsam und nicht kontrolliert wieder freisetzen kann. Im Falle eines Eisenüberschusses lagert sich Hämosiderin im Monozyten-Makrophagen-System sowie in bestimmten Organen ab und kann dort gewebetoxisch wirken.

Der Eisentransport im Blut geschieht über ein in der Leber gebildetes Transportprotein, das Transferrin. Im Blut gebundenes Eisen nennt man Serumeisen. Damit das Eisen in das Zellinnere (Zytoplasma) der Vorstufen roter Blutkörperchen (Retikulozyten und Erythroblasten) aufgenommen werden kann, werden Transferrin-Rezeptoren benötigt. Diese lassen sich auch im Blut messen (soluble transferrin receptors = sTfR), was bei der Diagnostik von Blutarmut (Anämien) nützlich sein kann. Die Eisenbindungskapazität, die normalerweise nur zu ⅓ ausgenutzt ist, wird größtenteils durch die Transferrinkonzentration bestimmt, da Transferrin das einzige nennenswerte Eisentransportprotein ist. Steigt die Transferrinkonzentration, so deutet dies auf einen Eisenmangel hin, da der Körper versucht, die Aufnahme angebotenen Eisens durch Erhöhung der Bindungskapazität zu erleichtern. Die Transferrinsättigung gibt an, wie viel des vorhandenen Transferrins tatsächlich mit Eisen beladen ist.

Der Eisenspiegel wird durch das Peptidhormon Hepcidin reguliert. Wenn Eisen über die Nahrung aufgenommen wird, gibt es zwei Wege: Entweder es wird als Depot-Eisen gespeichert oder durch das Membrantransportprotein Ferroportin an das Blut abgegeben. Das Eisen wird hierfür als Fe^{2+} an Ferroportin gebunden, mit Hilfe der Enzyme Caeruloplasmin und Hephästin zu Fe^{3+} oxidiert und wiederum an Transferrin zum Weitertransport im Blut gebunden. Hepcidin kann diesen Vorgang hemmen, indem es an Ferroportin bindet und dieses inaktiviert. Das über die Nahrung aufgenommene Eisen kann von den Dünndarmzellen nur aufgenommen werden, wenn Ferroportin vorhanden ist. Wenn dieses jedoch inaktiviert ist, kann der Export

---

78 Renz-Polster, H., Krautzig, S. 2012
79 DocCheck Flexicon - Hämochromatose 2016
80 Vgl. Wikipedia - Eisen-Stoffwechsel 2016

nicht erfolgen und das aufgenommene Eisen geht über den Stuhl verloren. Somit reguliert Hepcidin den Eisenspiegel über die Eisenaufnahme. Die Ausschüttung von Hepcidin wiederum wird vom HFE-Protein stimuliert, welches somit eine übergeordnete Rolle im Eisenstoffwechsel spielt.

265. Die idiopathische Hämochromatose ist eine autosomal-rezessiv vererbte Eisenspeichererkrankung, die durch eine Mutation des HFE-Gens gekennzeichnet ist.

Welche Auswirkung(en) kann die resultierende Minderproduktion des HFE-Proteins bei den erkrankten Patienten am ehesten haben?

I. Die Sekretion von Hepcidin ist beeinträchtigt, dadurch ist die Sauerstoffversorgung des Körpers nicht mehr gewährleistet.

II. Die Sekretion von Hepcidin ist beeinträchtigt, dadurch ist die Eisenaufnahme aus der Nahrung gesteigert.

III. Die Sekretion von Hepcidin ist beeinträchtigt, dadurch sinkt der Gesamteisenspiegel im Blut.

(A) Antworten I und II sind richtig.
(B) Nur Antwort III ist richtig.
(C) Nur Antwort II ist richtig.
(D) Alle Antworten sind richtig.
(E) Keine Antwort ist richtig.

266. Bei einer Patientin wird eine manifeste Eisenmangelanämie festgestellt.

Welche Laborparameterkonstellation(en) wäre(n) am ehesten zu erwarten?

I. Serumeisen erniedrigt – Ferritin erniedrigt – Transferrin erhöht – Transferrinsättigung erniedrigt

II. Serumeisen erniedrigt – Transferrin erhöht – sTfR erhöht – Transferrinsättigung erhöht

III. Serumeisen erniedrigt – sTfR erniedrigt – Transferrinsättigung erhöht

(A) Nur Antwort I ist richtig.
(B) Antworten I und III sind richtig.
(C) Antworten II und III sind richtig.
(D) Nur Antwort II ist richtig.
(E) Keine Antwort ist richtig.

267. **Welche Aussage ist dem Text zufolge am ehesten richtig?**
(A) Der erhöhte Eisenbedarf menstruierender Frauen wird durch den Körper so kompensiert, dass diese nicht unter Eisenmangel leiden.
(B) Die wichtigste Funktion des Eisens wird durch die Bindung an Funktionsproteine gewährleistet, hierfür werden etwa 70% des Gesamteisens verwendet.
(C) Das Speicherprotein Ferritin kann Eisen nur langsam und unkontrolliert abgeben.
(D) Die tägliche Eisenaufnahme beträgt beim gesunden Menschen 1–2 mg.
(E) Damit das Eisen gespeichert werden kann, werden sogenannte sTfR (soluble Transferrin receptors) benötigt, die sich auch im Serum nachweisen lassen.

268. Welche Aussage ist dem Text zufolge am ehesten richtig?

(A) Das Spurenelement Eisen ist eines der wichtigen Elemente für den Sauerstoff-transport im menschlichen Körper.

(B) Bei zu niedrigen Eisenspiegeln kann die Hepcidinproduktion gesteigert und als Folge die Aufnahme von Eisen in die Dünndarmzellen erhöht werden.

(C) Ferroportin ist das einzige nennenswerte Eisentransportprotein.

(D) Das Protein Transferrin kann Eisen besonders gut in Form von Fe^{2+} aufnehmen.

(E) Bei Eisenüberschuss lagert sich das Eisen vor allem im Knochen ab, wo es eine stabilisierende Wirkung entfalten kann.

269. Welche Aussage lässt sich aus dem Text am ehesten nicht ableiten?

(A) Ferritin hat einen Eisenanteil von 20% in Form von Fe^{2+}.

(B) In etwa 7% des Gesamteisens werden im Knochenmark gespeichert.

(C) Transferrin wird in der Leber gebildet.

(D) Die Transferrinkonzentration korreliert mit der Eisenbindungskapazität.

(E) Ferroportin ist ein Membrantransportprotein, welches an der Freisetzung von Eisen ins Blut beteiligt ist.

270. Welche Aussage lässt sich aus dem Text am ehesten nicht ableiten?

(A) Die Dünndarmmukosazellen können mit Hilfe von Proteinen aus der Nahrung aufgenommenes Eisen exportieren.

(B) Um den Sauerstofftransport unterstützen zu können, muss Eisen an die Funktions-proteine Hämoglobin oder Myoglobin gebunden sein.

(C) Hämosiderin kann überschüssiges Eisen entsorgen, indem es sich im Gewebe ablagert.

(D) Eisen muss in oxidierter Form vorliegen, um an Transferrin gebunden werden zu können.

(E) Eine erhöhte Ferritinkonzentration lässt auf eine erhöhte Eisenkonzentration im Blut schließen.

46. Natriumregulation des Körpers[81]
Niveau: sehr schwer

Der Körper hält ein empfindliches Gleichgewicht aus Wasser und Blutsalzen, den sog. Elektrolyten, aufrecht. Zu den Elektrolyten gehören positiv geladene Teilchen (Kationen), wie z.B. Natrium (Na^+), Kalium (K^+) und Magnesium (Mg^{2+}), und negativ geladene Teilchen (Anionen), wie z.B. Chlorid (Cl^-), Bicarbonat (HCO_3^-) und Phosphat (PO_4^{3-}). Sie werden mit der Nahrung aufgenommen und liegen dann in unterschiedlichen Konzentrationen im Gefäßraum (intravasal), im Zellzwischenraum (interstitiell) und in den Zellen (intrazellular) vor. Ihre Verteilung ist maßgeblich für die elektrische Spannung und damit die Funktionsfähigkeit der Zellen. Ein Überschuss eines Elektrolytes wird mit „Hyper-" bezeichnet, beispielsweise ein Kaliumüberschuss „Hyperkaliämie", ein Natriumüberschuss „Hypernatriämie". Ein Mangel des jeweiligen Elektrolytes wird analog mit „Hypo-" bezeichnet. Solche Dysbalancen können letale Folgen haben und müssen meist behandelt werden.

Natrium nimmt eine Sonderrolle ein, da es zudem entscheidend für den Wassergehalt des Körpers ist. Vereinfacht gilt: wo Natrium, da auch H_2O. Der Gesamtwassergehalt des Körpers und mit ihm auch der Blutdruck kann durch Ausscheidung (Exkretion) und Einbehalten (Retention) von Natrium kontrolliert werden. Diese lebenswichtige Aufgabe übernimmt die Niere. Die Niere enthält funktionelle Einheiten, die sogenannten Nephrone, aus je einem Gefäßknäuel (Glomerulus) mit seiner umgebenden Kapsel (Bowman-Kapsel) und einem System aus Röhrchen (Tubuli). Im Glomerulus werden pro Minute etwa 120 ml Primärharn aus dem Blut abgepresst, wobei ein eingebauter Filter aus gefensterten Gefäßmembranen und stark verzahnten Zellen der Bowman-Kapsel (Podozyten) große Blutbestandteile wie Blutzellen und Proteine zurückhält. Diesen Prozess nennt man Ultrafiltration. Anschließend durchläuft der Primärharn das Tubulussystem, wo er stark konzentriert wird, und zuletzt ein Sammelrohr, bevor es über das Nierenbecken in die Blase als endgültiger Harn ausgeschieden wird. Von täglich 170 Litern Primärharn werden 168 Liter zurückresorbiert, was vor allem über die Rückaufnahme von Natrium geschieht. Etwa 60 Prozent des von der Rückresorption betroffenen Natriums im Primärharn werden durch einen Transporter in der Tubuluszellmembran (Na^+-K^+-ATPase) gemeinsam mit Kalium direkt am Anfang des Systems zurück in die Blutbahn geholt. Weitere etwa 20 Prozent werden durch den gleichen Transporter in der Mitte des Systems, der sogenannten Henle-Schleife, zurücktransportiert. Die restlichen 20 Prozent werden im Sammelrohr resorbiert, wobei hier im Austausch Kalium in den Harn ausgeschieden wird.

Direkt angrenzend an einen Glomerulus liegen Zellen, die auf die Produktion des Enzyms Renin spezialisiert sind und gemeinsam den sogenannten juxtaglomerulären Apparat bilden. Die Zellen des juxtaglomerulären Apparates registrieren einen Abfall der Nierendurchblutung und eine niedrige Natrimkonzentration und reagieren hierauf mit einer verstärkten Freisetzung von Renin. Dieses Enzym ist in der Lage, die Hormonvorstufe Angiotensinogen in das Hormon Angiotensin I umzuwandeln. Angiotensin I wird wiederum durch das v.a. in der Lunge gebildete angiotensin converting enzyme (ACE) zu Angiotensin II umgewandelt. Dieses bewirkt einerseits selbst eine Verengung der Blutgefäße (Vasokonstriktion) und damit einen Anstieg des Blutdrucks, andererseits bewirkt es die Freisetzung des Hormons Aldosteron aus der Nebenniere. Aldosteron induziert eine vermehrte Rückresorption von Natrium insbesondere im Sammelrohr. Dieser Regelkreis wird als Renin-Angiotensin-Aldosteron-System, kurz RAAS, bezeichnet.

---

81   Renz-Polster, H., Krautzig, S. 2012

271. Welche Aussage lässt sich aus dem Text ableiten?
(A) Die Bowman-Kapsel enthält Na^+-K^+-ATPasen.
(B) Die Henle-Schleife ist der letzte Ort, an dem Wasser rückresorbiert werden kann.
(C) Der Primärharn enthält normalerweise mehr Na+ als der endgültige Harn.
(D) Nephrone liegen direkt am Glomerulus.
(E) Podozyten sind Bestandteil des Tubulussystems.

272. Welche Aussage lässt sich aus dem Text nicht ableiten?
(A) Angiotensin I entsteht aus Angiotensinogen.
(B) Angiotensin II benötigt für seine Entstehung ACE aus der Lunge.
(C) Renin wird in der Niere gebildet.
(D) Das RAAS wird bei Natriummangel aktiviert.
(E) Das RAAS ist ein rein hormoneller Regelkreis.

273. Welche Aussage/n lässt/lassen sich ableiten?
I. Eine Aktivierung des RAAS bewirkt eine vermehrte Wasserretention.
II. Täglich passieren 170 Liter Harn das Nierenbecken.
III. Intravasal und intrazellulär liegen die gleichen Elektrolytkonzentrationen vor.
IV. Rote Blutkörperchen durchlaufen den Glomerulus ohne das Gefäß zu verlassen.

(A) Nur Antwort I ist richtig.
(B) Nur Antwort II ist richtig.
(C) Antwort II und III sind richtig.
(D) Antwort I und IV sind richtig.
(E) Antwort III und IV sind richtig.

274. Das Medikament Spironolacton hemmt die Wirkung von Aldosteron.

Was kann demzufolge am ehesten eine Nebenwirkung des Medikamentes sein?
(A) Hyperkaliämie
(B) Hypokaliämie
(C) Wasserüberschuss
(D) Hypernatriämie
(E) Mangel an Renin

275. Entzündungen der Niere können an unterschiedlichen Orten Schaden anrichten. Bei der Glomerulonephritis sind beispielsweise vor allem der Glomerulus und die Bowman-Kapsel beschädigt. Bei einer tubulointerstitiellen Nephritis sind hingegen vor allem die Tubuli geschädigt.

Welche Aussage/n ist/sind demnach richtig?
I. Bei einer Glomerulonephritis sind Blutzellen im Harn zu finden.
II. Die tubulointerstitielle Nephritis kann zu Hyponatriämie führen.
III. Bei einer Glomerulonephritis können Proteine im Blut fehlen.

(A) Nur Antwort I ist richtig.
(B) Nur Antwort II ist richtig.
(C) Nur Antwort III ist richtig.
(D) Antwort I und II sind richtig.
(E) Alle Antworten sind richtig.

276. Welche Aussage zu Medikamenten ist nicht richtig?

(A) Ein ACE-Hemmer bewirkt eine Blutdrucksenkung.

(B) Ein Hemmer der Na^+-K^+-ATPase bewirkt eine verstärkte Wasserausscheidung.

(C) Ein Medikament, das Glomeruli schädigt, bewirkt einen Verlust von Proteinen.

(D) Ein Renin-Hemmer bewirkt einen Blutdruckanstieg.

(E) Ein Aldosteron-Hemmer bewirkt eine erhöhte Natriumexkretion.

LÖSUNGEN

1. LÖSUNGEN   156 | 2. ANTWORTBOGEN ZUM KOPIEREN   159

LÖSUNGEN

1. LÖSUNGEN

DER ZELLZYKLUS

	(A)	(B)	(C)	(D)	(E)
1		■			
2	■				
3				■	
4		■			
5	■				
6				■	

DIE MILZ

	(A)	(B)	(C)	(D)	(E)
31				■	
32		■			
33			■		
34				■	
35					■
36					

DIE LUNGE – FUNKTION

	(A)	(B)	(C)	(D)	(E)
61				■	
62			■		
63			■		
64		■			
65	■				
66					■

DIE NIERE – FUNKTION

	(A)	(B)	(C)	(D)	(E)
7		■			
8				■	
9				■	
10			■		
11					■
12					■

DIE SCHILDDRÜSE

	(A)	(B)	(C)	(D)	(E)
37					■
38			■		
39	■				
40				■	
41				■	
42					■

DAS PANKREAS – FUNKTION

	(A)	(B)	(C)	(D)	(E)
67			■		
68	■				
69				■	
70					■
71				■	
72		■			

DIE LUNGE – ANATOMIE

	(A)	(B)	(C)	(D)	(E)
13				■	
14			■		
15					■
16		■			
17				■	
18	■				

DER THYMUS

	(A)	(B)	(C)	(D)	(E)
43		■			
44		■			
45		■			
46			■		
47					■
48					■

INSULIN

	(A)	(B)	(C)	(D)	(E)
73			■		
74				■	
75					■
76		■			
77	■				
78		■			

DAS HERZ – ANATOMIE

	(A)	(B)	(C)	(D)	(E)
19				■	
20		■			
21	■				
22	■				
23				■	
24					■

PROKARYOTEN VS. EUKARYOTEN

	(A)	(B)	(C)	(D)	(E)
49	■				
50		■			
51			■		
52				■	
53				■	
54			■		

DAS RÜCKENMARK – ANATOMIE

	(A)	(B)	(C)	(D)	(E)
79			■		
80				■	
81	■				
82				■	
83		■			
84			■		

DIE LEBER – ANATOMIE

	(A)	(B)	(C)	(D)	(E)
25				■	
26	■				
27				■	
28					■
29		■			
30			■		

DAS HERZ – FUNKTION

	(A)	(B)	(C)	(D)	(E)
55			■		
56		■			
57	■				
58			■		
59					■
60		■			

DAS RÜCKENMARK – FEINBAU

	(A)	(B)	(C)	(D)	(E)
85				■	
86			■		
87				■	
88		■			
89				■	
90					■

DER HODEN

	(A)	(B)	(C)	(D)	(E)
91					■
92			■		
93					■
94				■	
95				■	
96			■		

DIE SCHILDDRÜSENHORMONE

	(A)	(B)	(C)	(D)	(E)
127			■		
128			■		
129				■	
130					■
131		■			
132		■			

KATECHOLAMINE

	(A)	(B)	(C)	(D)	(E)
163					■
164			■		
165		■			
166				■	
167	■				
168		■			

DIE NIERE – ANATOMIE

	(A)	(B)	(C)	(D)	(E)
97					■
98		■			
99		■			
100				■	
101	■				
102			■		

DER WEIBLICHE ZYKLUS

	(A)	(B)	(C)	(D)	(E)
133					■
134		■			
135			■		
136				■	
137			■		
138					■

DIE BLUTGRUPPEN

	(A)	(B)	(C)	(D)	(E)
169		■			
170			■		
171		■			
172					■
173				■	
174				■	

DAS RAA-SYSTEM

	(A)	(B)	(C)	(D)	(E)
103			■		
104				■	
105			■		
106		■			
107					■
108	■				

DIE DNA-REPLIKATION

	(A)	(B)	(C)	(D)	(E)
139					■
140					■
141	■				
142			■		
143			■		
144			■		

ANDROGENE

	(A)	(B)	(C)	(D)	(E)
175					■
176				■	
177				■	
178			■		
179				■	
180				■	

CALCIUM-HOMOÖSTASE

	(A)	(B)	(C)	(D)	(E)
109					■
110					■
111		■			
112		■			
113			■		
114			■		

D. EXT.PYRAMID. SYS.

	(A)	(B)	(C)	(D)	(E)
145					■
146		■			
147				■	
148			■		
149			■		
150	■				

D. REGULATION D. KÖRPERGEWICHTS

	(A)	(B)	(C)	(D)	(E)
181	■				
182		■			
183			■		
184	■				
185				■	
186				■	

DAS PANKREAS – ANATOMIE

	(A)	(B)	(C)	(D)	(E)
115					■
116				■	
117	■				
118			■		
119			■		
120					■

DAS HERZ-KREISLAUF-SYSTEM

	(A)	(B)	(C)	(D)	(E)
151			■		
152					■
153				■	
154	■				
155				■	
156					■

DAS VEGETATIVE NERVENSYSTEM

	(A)	(B)	(C)	(D)	(E)
187			■		
188		■			
189			■		
190				■	
191			■		
192		■			

DIE NEBENNIEREN

	(A)	(B)	(C)	(D)	(E)
121					■
122			■		
123	■				
124					■
125				■	
126					■

DIE HYPOPHYSE

	(A)	(B)	(C)	(D)	(E)
157			■		
158			■		
159			■		
160					■
161				■	
162	■				

DAS BLUTGERINNUNGSSYSTEM

	(A)	(B)	(C)	(D)	(E)
193				■	
194			■		
195			■		
196		■			
197		■			
198		■			

DIE MUSKULÄRE ERREGUNG

	(A)	(B)	(C)	(D)	(E)
199	□	□	■	□	□
200	□	□	□	■	□
201	■	□	□	□	□
202	□	□	□	□	■
203	□	□	□	□	■
204	□	□	□	■	□

ATEMREGULATION

	(A)	(B)	(C)	(D)	(E)
205	■	□	□	□	□
206	□	□	□	□	■
207	□	□	■	□	□
208	□	■	□	□	□
209	□	■	□	□	□
210	□	□	□	□	■

SOMATOTROPIN

	(A)	(B)	(C)	(D)	(E)
211	□	□	■	□	□
212	■	□	□	□	□
213	□	□	□	■	□
214	□	□	□	□	■
215	□	□	■	□	□
216	□	■	□	□	□

NO-SYNTHASE

	(A)	(B)	(C)	(D)	(E)
217	□	□	□	■	□
218	□	□	■	□	□
219	□	□	□	□	■
220	□	□	□	■	□
221	■	□	□	□	□
222	□	■	□	□	□

DAS MENSCHLICHE AUGE

	(A)	(B)	(C)	(D)	(E)
223	□	□	□	□	■
224	□	□	■	□	□
225	□	□	□	■	□
226	□	□	■	□	□
227	□	□	■	□	□
228	□	■	□	□	□

STEROIDHORMONE

	(A)	(B)	(C)	(D)	(E)
229	□	□	□	□	■
230	□	□	□	■	□
231	□	□	□	□	■
232	□	□	□	■	□
233	□	■	□	□	□
234	□	□	■	□	□

DAS VEGETATIVE NERVENSYSTEM II

	(A)	(B)	(C)	(D)	(E)
235	□	□	■	□	□
236	□	□	□	□	■
237	□	□	□	■	□
238	□	□	□	□	■
239	■	□	□	□	□
240	□	□	■	□	□

MENSCHLICHE WACHSTUMSHORMONE

	(A)	(B)	(C)	(D)	(E)
241	□	□	□	■	□
242	□	□	□	□	■
243	□	□	■	□	□
244	□	□	■	□	□
245	■	□	□	□	□
246	□	■	□	□	□

METHÄMOGL. U. ATEMREGUL.

	(A)	(B)	(C)	(D)	(E)
247	□	■	□	□	□
248	□	■	□	□	□
249	■	□	□	□	□
250	■	□	□	□	□
251	□	□	□	□	■
252	□	□	■	□	□

GEHIRN

	(A)	(B)	(C)	(D)	(E)
253	□	□	□	□	■
254	□	□	■	□	□
255	□	□	□	■	□
256	□	■	□	□	□
257	□	□	■	□	□
258	■	□	□	□	□

FETTSTOFFWECHSEL

	(A)	(B)	(C)	(D)	(E)
259	□	■	□	□	□
260	■	□	□	□	□
261	□	□	■	□	□
262	□	□	■	□	□
263	■	□	□	□	□
264	□	□	□	□	■

EISENSTOFFWECHSEL

	(A)	(B)	(C)	(D)	(E)
265	□	□	■	□	□
266	■	□	□	□	□
267	□	□	□	■	□
268	□	□	□	■	□
269	□	■	□	□	□
270	□	□	□	□	■

NATRIUMREGULATION DES KÖRPERS

	(A)	(B)	(C)	(D)	(E)
271	□	□	■	□	□
272	□	□	□	□	■
273	□	□	□	■	□
274	■	□	□	□	□
275	□	□	□	■	□
276	□	□	□	■	□

2. ANTWORTBOGEN ZUM KOPIEREN

Name: _____

Vorname: _____

	(A)	(B)	(C)	(D)	(E)

	(A)	(B)	(C)	(D)	(E)

	(A)	(B)	(C)	(D)	(E)

	(A)	(B)	(C)	(D)	(E)

	(A)	(B)	(C)	(D)	(E)

	(A)	(B)	(C)	(D)	(E)

	(A)	(B)	(C)	(D)	(E)

	(A)	(B)	(C)	(D)	(E)

	(A)	(B)	(C)	(D)	(E)

	(A)	(B)	(C)	(D)	(E)

	(A)	(B)	(C)	(D)	(E)

	(A)	(B)	(C)	(D)	(E)

	(A)	(B)	(C)	(D)	(E)

	(A)	(B)	(C)	(D)	(E)

	(A)	(B)	(C)	(D)	(E)

AUSWERTUNGSBOGEN UND LERNPLAN

1. AUSWERTUNGSBOGEN 162 | 2. LERNPLAN 164

AUSWERTUNGSBOGEN UND LERNPLAN

1. AUSWERTUNGSBOGEN

ÜBUNGSAUFGABE	PUNKTE BEIM 1. DURCHGANG	PUNKTE BEIM 2. DURCHGANG	PUNKTE BEIM 3. DURCHGANG
DER ZELLZYKLUS			
DIE NIERE – FUNKTION			
DIE LUNGE – ANATOMIE			
DAS HERZ – ANATOMIE			
DIE LEBER – ANATOMIE			
DIE MILZ			
DIE SCHILDDRÜSE			
DER THYMUS			
PROKARYOTEN VS. EUKARYOTEN			
DAS HERZ – FUNKTION			
DIE LUNGE – FUNKTION			
DAS PANKREAS – FUNKTION			
INSULIN			
DAS RÜCKENMARK – ANATOMIE			
DAS RÜCKENMARK – FEINBAU			
DER HODEN			
DIE NIERE – ANATOMIE			
DAS RAA-SYSTEM			
DIE CALCIUM-HOMOÖSTASE			
DAS PANKREAS – ANATOMIE			
DIE NEBENNIEREN			
DIE SCHILDDRÜSENHORMONE			
DER WEIBLICHE ZYKLUS			

ÜBUNGSAUFGABE	PUNKTE BEIM 1. DURCHGANG	PUNKTE BEIM 2. DURCHGANG	PUNKTE BEIM 3. DURCHGANG
DIE DNA-REPLIKATION			
DAS EXTRAPYRAMIDALMOTORISCHE SYSTEM			
DAS HERZ-KREISLAUF-SYSTEM			
DIE HYPOPHYSE			
KATECHOLAMINE			
DIE BLUTGRUPPEN			
ANDROGENE			
DIE REGULATION DES KÖRPERGEWICHTS			
DAS VEGETATIVE NERVENSYSTEM			
DAS BLUTGERINNUNGSSYSTEM			
DIE MUSKULÄRE ERREGUNG			
ATEMREGULATION			
SOMATOTROPIN			
NO-SYNTASE			
DAS MENSCHLICHE AUGE			
STEROIDHORMONE			
DAS VEGETATIVE NERVENSYSTEM II			
MENSCHLICHE WACHSTUMSHORMONE			
METHÄMOGLOBIN UND ATEMREGULATION			
GEHIRN			
FETTSTOFFWECHSEL			
EISENSTOFFWECHSEL			
NATRIUMREGULATION DES KÖRPERS			

2. LERNPLAN

WANN SOLLTEST DU ANFANGEN ZU TRAINIEREN?

Im Optimalfall solltest Du drei Monate vor dem EMS bzw. TMS anfangen diesen Untertest zu trainieren. Damit hast Du genügend Zeit alle Übungstexte in diesem Buch zwei bis drei Mal durchzuarbeiten.

WIE SOLLTEST DU TRAINIEREN?

Du solltest versuchen regelmäßig zu trainieren. Das heißt lieber jeden Tag nur 30 Minuten und einen Text einplanen, als einmal pro Woche 4 Stunden zu pauken. Dabei solltest Du Dir die 30 Minuten für jede Textaufgabe so einteilen, dass Du 15 Minuten für die Bearbeitung verwendest und die verbleibenden 15 Minuten für die Korrektur und das Nachlesen von Fehlern und Unklarheiten einplanst. Der Lerneffekt bei einem konstanten Training, bei dem Fehler sofort nachbearbeitet werden, ist deutlich ausgeprägter und nachhaltiger.

Nutze den Auswertungsbogen um Deine Fortschritte zu dokumentieren! Trage immer Deine Punktezahl und die Zeit, die Du zur Bearbeitung des Textes benötigt hast, im Auswertungsbogen ein. Du wirst sehen, dass Du von Mal zu Mal besser und schneller wirst.

Hier kannst Du Deinen täglichen Lernplan selbst erstellen

WOCHENTAGE/ WOCHE	1	2	3	4	5	6	7	8	9	10	11	12
MONTAG												
DIENSTAG												
MITTWOCH												
DONNERSTAG												
FREITAG												
SAMSTAG												
SONNTAG												

Teile Dir die Texte für die 12 Vorbereitungswochen selbst ein.
Einfach den zu bearbeitenden Text am geplanten Wochentag eintragen.

BUCHEMPFEHLUNGEN, E-LEARNING UND SEMINARE

1. ÜBUNGSMATERIAL ZU
DEN EINZELNEN UNTERTESTS 167

2. E-LEARNING 169

3. VORBEREITUNGSSEMINARE 170

BUCHEMPFEHLUNGEN, E-LEARNING UND SEMINARE

Für eine intensive Vorbereitung ist ausreichend hochwertiges Übungsmaterial unverzichtbar. Wir haben Dir deshalb unsere Übungsbücher nach Untertest sortiert aufgeführt. Über den nebenstehenden QR-Link erhältst Du weitere Informationen und Leseproben zum jeweiligen Buch.

Darüber hinaus empfiehlt es sich Bücher in Gruppen zu besorgen und diese gemeinsam zu nutzen. Eine weitere günstige Alternative ist unsere EMS, TMS, MedAT Tauschbörse. Du findest diese Gruppe auf Facebook und kannst hier mit ehemaligen TeilnehmerInnen Bücher tauschen oder vergünstigt kaufen.

Zudem findest Du in diesem Kapitel alle wichtigen Informationen zu unseren TMS und EMS Seminaren und zu unserer E-Learning-Plattform. Via QR-Link gelangst Du direkt zu den Informationsvideos.

1. ÜBUNGSMATERIAL ZU DEN EINZELNEN UNTERTESTS

Ausführliche Informationen zu unseren Büchern, Seminaren und zu unserer E-Learning-Plattform erhältst Du auf unserer Homepage www.medgurus.de. Wenn Du mehr Informationen, Bilder oder Leseproben zu den unten aufgeführten Büchern unserer TMS, EMS, MedAT und Ham-Nat Buchreihen erhalten willst, folge einfach dem QR-Link neben den Büchern.

DIE KOMPLETTE TMS & EMS BUCHREIHE

LEITFADEN
Medizinertest in Deutschland und der Schweiz
- Lösungsstrategien zu allen Untertests werden anhand anschaulicher Beispiele und Musteraufgaben erklärt
- Zahlreiche Übungsaufgaben zu allen Untertests
- Allgemeine Bearbeitungstipps und Tricks für den TMS & EMS
- Alle Infos rund um den TMS & EMS inklusive Erfahrungsberichten

MATHE LEITFADEN
Quantitative und formale Probleme
- Das komplette relevante Mathe-Basiswissen für den TMS & EMS
- Lösungsstrategien und Grundaufgabentypen für den TMS & EMS
- Zahlreiche aktuelle Übungsaufgaben und komplette TMS-Simulationen mit ausführlichen Musterlösungen

SIMULATION
Medizinertest in Deutschland und der Schweiz
- Eine komplette Simulation des TMS in Deutschland
- Alle Aufgaben wurden vor der Veröffentlichung unter realen Testbedingungen getestet und den aktuellen Ansprüchen des TMS angepasst
- Die Simulation entspricht in Form und Anspruch dem TMS

DIAGRAMME UND TABELLEN
Übungsbuch
- Zahlreiche Übungsaufgaben, die in Form und Anspruch den Originalaufgaben entsprechen
- Musterlösungen zu allen Übungsaufgaben
- Lösungsstrategien, Tipps und Tricks zur effizienten Bearbeitung der Aufgaben

FIGUREN UND FAKTEN LERNEN
Übungsbuch
* Zahlreiche, aktualisierte Übungsaufgaben
* Schritt-für-Schritt Erklärungen zu den wichtigsten Mnemotechniken
* Tipps und Tricks für eine effizientere und schnellere Bearbeitung

KONZENTRIERTES UND SORGFÄLTIGES ARBEITEN
Übungsbuch
* Test-relevante Konzentrationstests mit Lösungsschlüssel
* Tipps für eine effizientere und schnellere Bearbeitung

MEDIZINISCH-NATURWISSENSCHAFTLICHES GRUNDVERSTÄNDNIS
Übungsbuch
* Übungsaufgaben zu Test-relevanten, naturwissenschaftlichen Themen
* Musterlösungen zu allen Übungsaufgaben
* Lösungsstrategien, Tipps und Tricks zur effizienten Bearbeitung

MUSTER ZUORDNEN
Übungsbuch
* Genaue Analyse der typischen Fallen und Fehler im TMS & EMS
* Erklärung der Bearbeitungsstrategien anhand von Musterbeispielen
* Zahlreiche, Test-relevante Übungsaufgaben mit kompletten Simulationen

SCHLAUCHFIGUREN
Übungsbuch
* Zahlreiche, erprobte Übungsaufgaben für ein ausgiebiges Training
* Genaue Analyse der typischen Fallen und Fehler im TMS & EMS
* Tipps für eine effizientere und schnellere Bearbeitung

TEXTVERSTÄNDNIS
Übungsbuch
* Medizinische Übungstexte zu TMS & EMS relevanten Themen
* Lösungsstrategien, Tipps und Tricks zur effizienten Bearbeitung
* Integrierter Lernplan mit Auswertungsbogen

2. E-LEARNING

In den letzten Jahren haben wir eine E-Learning-Plattform entwickelt auf der Du mittels Video-Tutorials alle Lösungsstrategien gezeigt bekommst und diese direkt mithilfe verschiedener Übungs- und Simulationsmodi trainieren kannst. Mithilfe der ausgeklügelten Lernstatistik erhältst Du Deinen individuellen Lernplan und kannst Dich dank unserer innovativen Ranking-Funktion mit allen anderen Teilnehmern vergleichen.

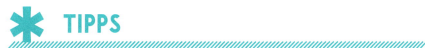

TIPPS

- **FÜR UMME**
  Auf unserer E-Learning-Plattform hat jeder die Möglichkeit kostenlos einen Einstufungstest zu machen. Dank der Ranking-Funktion kannst Du Dich direkt mit allen anderen Teilnehmern vergleichen und erhältst eine detaillierte Auswertung Deiner Stärken und Schwächen. Mehr Infos gibt es im Video. Einfach dem QR-Link folgen.

- **GEHE DIREKT AUF LOS!**
  Scannen und loslegen! Hier geht's direkt zu unserer Lernplattform. Einfach dem QR-Link folgen.

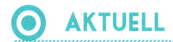

AKTUELL

- **BULLSEYE**
  Eine Umfrage unter allen Teilnehmern unserer E-Learning Plattform im vergangenen Jahr hat gezeigt, dass unser errechnetes Ranking beim Großteil auch dem tatsächlichen TMS Ergebnis entsprach. Mehr als 80 Prozent der Teilnehmer gaben an das exakt gleiche oder nur ein minimal abweichendes Ergebnis erreicht zu haben.

3. VORBEREITUNGSSEMINARE

Seit 2007 bieten wir Vorbereitungskurse zu studentisch fairen Preisen für den EMS, TMS, MedAT und Ham-Nat an. In unseren Seminaren stellen wir effiziente Bearbeitungsstrategien zu den einzelnen Untertests vor und trainieren diese mit den Teilnehmern anhand von Beispielaufgaben ein. Video Tutorials, Allgemeine Informationen zum EMS, TMS, MedAT und Ham-Nat, sowie Informationen zu unserem Kursangebot findest Du auf unserer Homepage www.medgurus.de.

TIPP

* **WATCH AND LEARN**
  Lass Dir von Lucas unser gurutastisches TMS & EMS Kursprogramm verständlich erklären. Da ist für jeden Geschmack etwas dabei. Einfach dem QR-Link folgen.

LITERATUR VERZEICHNIS

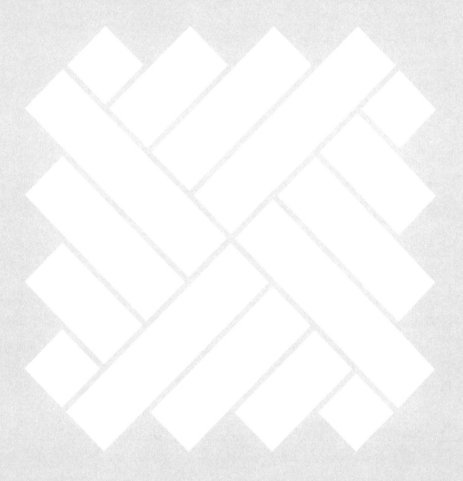

LITERATUR VERZEICHNIS

B Behrends, J. C.: Physiologie. 2. Auflage. Georg Thieme Verlag 2012

Benecke, J.: Taschenatlas Toxikologie. Georg Thieme Verlag 2009

D DocCheck Flexikon: Apolipoprotein. http://flexikon.doccheck.com/de/Apolipoprotein Zugriff am 29.09.2016

DocCheck Flexikon: Hereditäre Hämochromatose: http://flexikon.doccheck.com/de/Heredit%C3%A-4re_H%C3%A4mochromatose Zugriff am 29.09.2016

G Garzorz, N.: Neuroanatomie. 1. Auflage. Elsevier München 2009

L Löffler, G., & Petrides, P. E.: Löffler/Petrides – Biochemie und Pathobiochemie, S. 497–506. (P. C. Heinrich & L. Graeve, Hrsg.). Berlin ; Heidelberg: Springer. 2014

Löffler, G., & Petrides, P. E.: Löffler/Petrides – Biochemie und Pathobiochemie, S. 487–489, 528–532. (P. C. Heinrich & L. Graeve, Hrsg.). Berlin ; Heidelberg: Springer. 2014

R Rassow, J. et al.: Biochemie. 3. Auflage. Stuttgart: Thieme Verlag 2012

Renz-Polster, H., Krautzig, S.: Basislehrbuch Innere Medizin. 5. Auflage. Elsevier München 2012

S Schmidt, R. F., Lang, F., & Heckmann, M.: Physiologie des Menschen: mit Pathophysiologie, S. 441–444. Berlin, Heidelberg: Springer Berlin Heidelberg 2011

Schmidt, R. F., Lang, F., & Heckmann, M.: Physiologie des Menschen: mit Pathophysiologie, S. 351 ff. Berlin, Heidelberg: Springer Berlin Heidelberg.

Silbernagl, S./Despopoulos, A. et al.: Taschenatlas Physiologie, S. 62 f, S. 280. Stuttgart: Thieme Verlag 2012

Silbernagl, S./Despopoulos, A. et al.: Taschenatlas Physiologie, S. 132 ff. Stuttgart: Thieme Verlag 2012

Silbernagl, S./Despopoulos, A. et al.: Taschenatlas Physiologie, S. 282 f. Stuttgart: Thieme Verlag 2012

Spektrum.de: http://www.spektrum.de/magazin/rechtes-und-linkes-gehirn-split-brain-und-bewusst-sein/824991. Zugriff am 03.10.2016.

W Wikipedia: Akromegalie. http://de.wikipedia.org/wiki/Akromegalie. Zugriff am 01.02.2015

Wikipedia: Alpha-1-Adrenozeptor. http://de.wikipedia.org/wiki/Alpha-1-Adrenozeptor. Zugriff am 01.02.2013

Wikipedia: Androstan. http://de.wikipedia.org/wiki/Androstan. Zugriff am 01.02.2013

Wikipedia: Anorektikum. http://de.wikipedia.org/wiki/Anorektikum. Zugriff am 01.02.2013

Wikipedia: Bauchspeicheldrüse. http://de.wikipedia.org/wiki/Bauchspeicheldrüse. Zugriff am 01.02.2012

Wikipedia: Beta-Adrenozeptor. http://de.wikipedia.org/wiki/Beta-Adrenozeptor. Zugriff am 01.02.2013

Wikipedia: Blutgruppe. http://de.wikipedia.org/wiki/Blutgruppe. Zugriff am 01.02.2013

Wikipedia: Blutkreislauf. http://de.wikipedia.org/wiki/Blutkreislauf. Zugriff am 01.02.2012

Wikipedia: Calciumstoffwechsel. http://de.wikipedia.org/wiki/Calciumstoffwechsel. Zugriff am 01.02.2012

Wikipedia: Cholecalciferol. http://de.wikipedia.org/wiki/Cholecalciferol. Zugriff am 01.02.2012

Wikipedia: Cholezystokinin. http://de.wikipedia.org/wiki/Cholezystokinin. Zugriff am 01.02.2013

Wikipedia: Cyanide. https://de.wikipedia.org/wiki/Cyanide. Zugriff am 01.02.2016

Wikipedia: Diabetes mellitus. http://de.wikipedia.org/wiki/Diabetes_mellitus. Zugriff am 01.02.2012

Wikipedia: Eisen-Stoffwechsel. https://de.wikipedia.org/wiki/Eisen-Stoffwechsel. Zugriff am 01.02.2016

Wikipedia: Endoplasmatisches Retikulum. http://de.wikipedia.org/wiki/Endoplasmatisches_Retikulum. Zugriff am 01.02.2014

Wikipedia: Eukaryoten. http://de.wikipedia.org/wiki/Eukaryoten. Zugriff am 01.02.2012

Wikipedia: Extrapyramidalmotorisches System. http://de.wikipedia.org/wiki/Extrapyramidalmotorisches_System. Zugriff am 01.02.2012

Wikipedia: Growth hormone. http://en.wikipedia.org/wiki/Growth_hormone. Zugriff am 01.02.2015

Wikipedia: Herz. http://de.wikipedia.org/wiki/Herz. Zugriff am 01.02.2012

Wikipedia: Hoden. http://de.wikipedia.org/wiki/Hoden. Zugriff am 01.02.2012

Wikipedia: Hunger. http://de.wikipedia.org/wiki/Hunger. Zugriff am 01.02.2013

Wikipedia: Hypophyse. http://de.wikipedia.org/wiki/Hypophyse. Zugriff am 01.02.2012

Wikipedia: Hämostase. https://de.wikipedia.org/wiki/H%C3%A4mostase. Zugriff am 01.02.2014

Wikipedia: Inspiratorisches Reservevolumen. http://de.wikipedia.org/wiki/Inspiratorisches_Reservevolumen. Zugriff am 01.02.2012

Wikipedia: Insulin. http://de.wikipedia.org/wiki/Insulin. Zugriff am 01.02.2012

Wikipedia: International Normalized Ratio. http://de.wikipedia.org/wiki/International_Normalized_Ratio. Zugriff am 01.02.2014

Wikipedia: Katecholamine. http://de.wikipedia.org/wiki/Katecholamine. Zugriff am 01.02.2013

Wikipedia: Kodominant. http://de.wikipedia.org/wiki/Kodominant. Zugriff am 01.02.2013

Wikipedia: Leber. http://de.wikipedia.org/wiki/Leber. Zugriff am 01.02.2012

Wikipedia: Lunge. http://de.wikipedia.org/wiki/Lunge. Zugriff am 01.02.2012

Wikipedia: Lungenfunktion. http://de.wikipedia.org/wiki/Lungenfunktion. Zugriff am 01.02.2012

Wikipedia: Menstruationszyklus. http://de.wikipedia.org/wiki/Menstruationszyklus. Zugriff am 01.02.2012

Wikipedia: Methämoglobin. https://de.wikipedia.org/wiki/Meth%C3%A4moglobin. Zugriff am 01.02.2016

Wikipedia: Milz. http://de.wikipedia.org/wiki/Milz. Zugriff am 01.02.2012

Wikipedia: Minor-Reaktion. http://de.wikipedia.org/wiki/Minor-Reaktion. Zugriff am 01.02.2013

Wikipedia: Mitose. http://de.wikipedia.org/wiki/Mitose. Zugriff am 01.02.2012

Wikipedia: Motoneuron. http://de.wikipedia.org/wiki/Motoneuron. Zugriff am 01.02.2014

Wikipedia: Motorische_Endplatte. http://de.wikipedia.org/wiki/Motorische_Endplatte. Zugriff am 01.02.2014

Wikipedia: Nebenniere. http://de.wikipedia.org/wiki/Nebenniere. Zugriff am 01.02.2012

Wikipedia: Nephron. http://de.wikipedia.org/wiki/Nephron. Zugriff am 01.02.2012

Wikipedia: Neuropeptid Y. http://de.wikipedia.org/wiki/Neuropeptid_Y. Zugriff am 01.02.2013

Wikipedia: Niere. http://de.wikipedia.org/wiki/Niere. Zugriff am 01.02.2012

Wikipedia: NO-Synthasen. http://de.wikipedia.org/wiki/NO-Synthasen. Zugriff am 01.02.2015

Wikipedia: Parasympathikus. http://de.wikipedia.org/wiki/Parasympathikus. Zugriff am 01.02.2013

Wikipedia: Phenprocoumon. http://de.wikipedia.org/wiki/Phenprocoumon. Zugriff am 01.02.2014

Wikipedia: Pygmäen. http://de.wikipedia.org/wiki/Pygm%C3%A4en. Zugriff am 01.02.2015

Wikipedia: Renin-Angiotensin-Aldosteron-System. http://de.wikipedia.org/wiki/Renin-Angiotensin-Aldosteron-System. Zugriff am 01.02.2012

Wikipedia: Replikation. http://de.wikipedia.org/wiki/Replikation. Zugriff am 01.02.2012

Wikipedia: Rückenmark. http://de.wikipedia.org/wiki/Rückenmark. Zugriff am 01.02.2012

Wikipedia: Schilddrüse. http://de.wikipedia.org/wiki/Schilddrüse. Zugriff am 01.02.2012

Wikipedia: Sympathikus. http://de.wikipedia.org/wiki/Sympathikus. Zugriff am 01.02.2013

Wikipedia: Synapse. http://de.wikipedia.org/wiki/Synapse. Zugriff am 01.02.2014

Wikipedia: Testosteron. http://de.wikipedia.org/wiki/Testosteron. Zugriff am 01.02.2013

Wikipedia: Thermogenin. http://de.wikipedia.org/wiki/Thermogenin. Zugriff am 01.02.2013

Wikipedia: Thymus. http://de.wikipedia.org/wiki/Thymus. Zugriff am 01.02.2012

Wikipedia: Von-Willebrand-Faktor. http://de.wikipedia.org/wiki/Von-Willebrand-Faktor. Zugriff am 01.02.2014

Wikipedia: Zelle. http://de.wikipedia.org/wiki/Zelle_(Biologie). Zugriff am 01.02.2012

Wikipedia: Zellzyklus. http://de.wikipedia.org/wiki/Zellzyklus. Zugriff am 01.02.2012

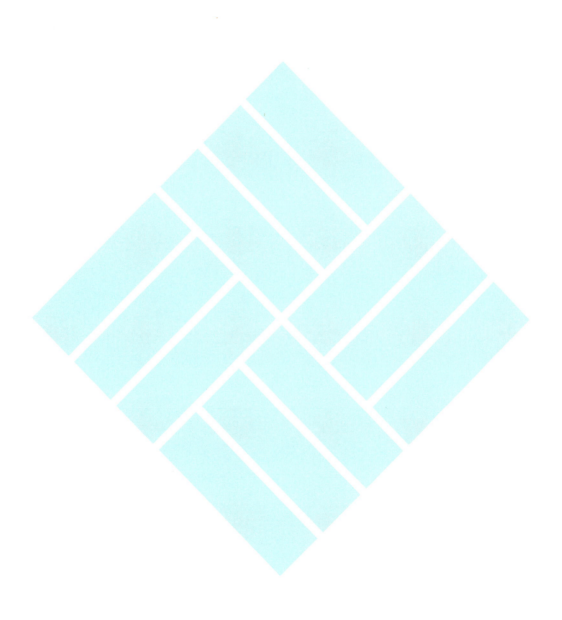

NOTIZEN

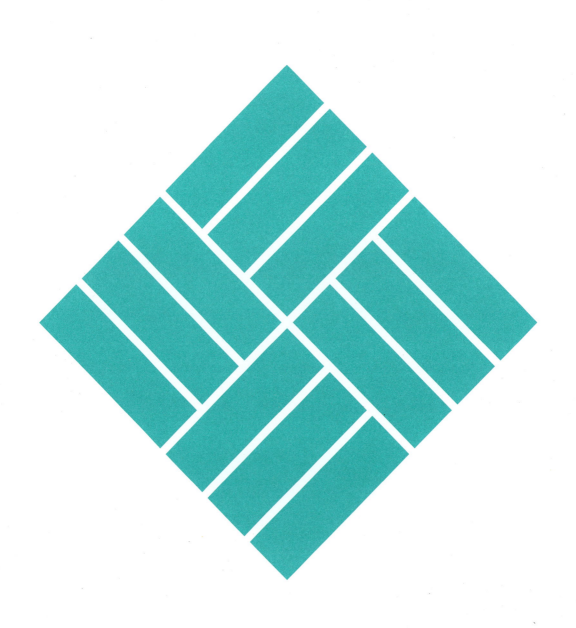